平衡體內5元素，
你的手指就是自己最強的健康調節器

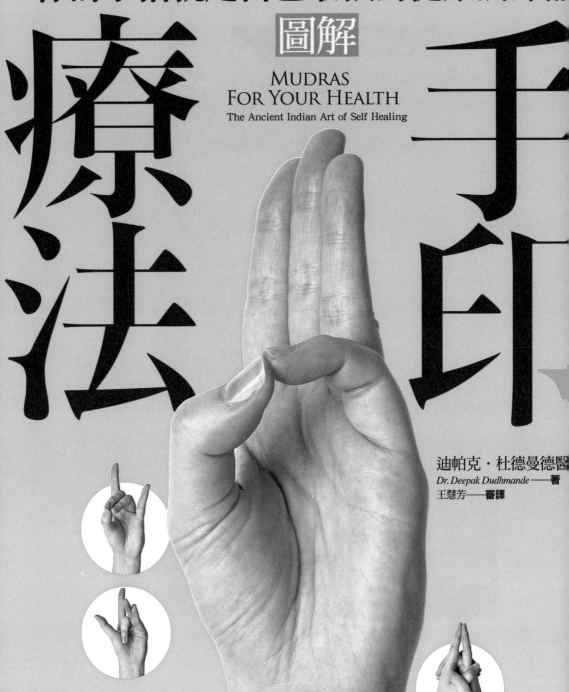

圖解 手印療法

MUDRAS
FOR YOUR HEALTH
The Ancient Indian Art of Self Healing

迪帕克・杜德曼德醫
Dr. Deepak Dudhmande——著
王慧芳——審譯

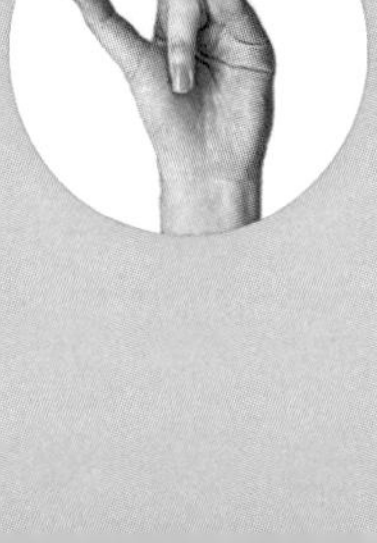

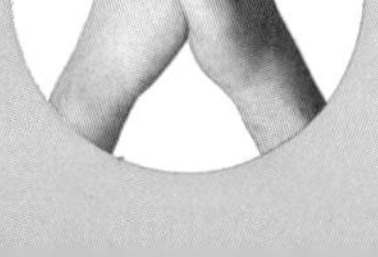

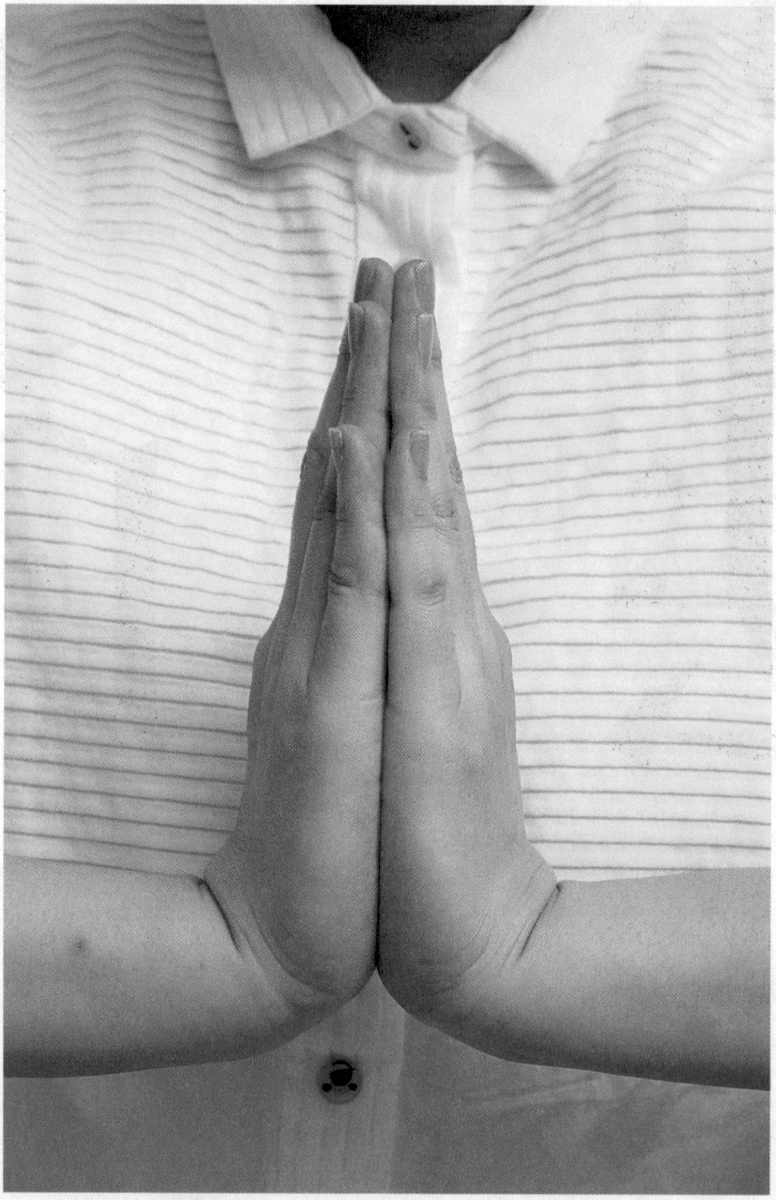

謹以此「合十手印」（Namaste），
向各位親愛的繁體中文版讀者朋友們問好，
並祝福大家都能透過書中介紹的這四十種手印，
不費力就達到身體健康、內心平和喜樂……

——迪帕克·杜德曼德　醫師

前言　來自印度的合十問候

14 關於我與你的故事
16 阿育吠陀的宇宙觀：三特質、五元素
18 合十手印的含義
19 合十手印的作用

第一部　理論篇

第一章　手印療法的緣起

24 我如何被手印所吸引
29 手印的含義
30 手印的起源及背景知識
36 印度文化中的手印
38 世界各地文化中的手印
38 振興古典醫術

第二章　手印療法的原理

44 五元素原理
46 七脈輪原理
53 脈輪平衡手印
54 針壓法原理
55 神經末梢原理
56 手印的目的及用途
56 健康新發現：手印改善生活品質
58 手印與其他治療並用
59 如何練習手印

第三章　認識基本五元素

64 構成人體的五元素
66 五指所代表的五元素
67 五元素失調導致健康問題
68 基本五元素手印

地元素——地手印（Prithvi）
水元素——水手印（Varoon）
火元素——太陽手印（Soorya）
風元素——風手印（Vaayu）
空元素——天空手印（Aakash）

第四章　維持能量的平衡

80 什麼是阿育吠陀？
84 三種督夏：瓦塔、皮塔、卡法
86 三督夏平衡意謂著健康
88 有關瓦塔的手印
風手印（Vaayu）
天空手印（Aakash）
91 有關皮塔的手印
太陽手印（Soorya）
水手印（Varoon）

有關卡法的手印 93
水手印（Varoon）
地手印（Prithvi）
兩個平衡督夏的特定手印 95
生命力手印（Praana）
龜手印（Kurma）

第二部 應用篇

第五章　預防疾病的手印

什麼是健康？ 104
疾病與不適的根源 106
看似不適的好轉反應 107
食物在康復中的作用 107
休息及睡眠的重要性 109

生命力手印（Praana）——提高免疫力、預防癌症
放下手印（Kshepana）——排毒、大腸
氣手印（Vyaan）——高血壓、低血壓
海螺手印（Shankha）——荷爾蒙分泌、消化
地手印（Prithvi）——普通感冒
減肥手印（Medant II）——肥胖
早晨手印（Ushaas）——倦怠
戒癮手印（Durgunant）——上癮症

第六章　調理生活方式失調的手印

128 生活方式失調的成因
睡眠手印（Nidra）——失眠
清潔手印（Shuchi）——便祕
溶脂手印（Medant I）——降低膽固醇
增重手印（Vridhi）——增加肌肉及脂肪
風動手印（Apaan Vaayu）——預防高血壓
母親手印（Maatangi）——整體健康

第七章　調癒體內臟器的手印

146 手印有助於體內各系統保持最佳狀態
風動手印（Apaan Vaayu）——心臟、血液
糖尿病手印（Madhumehant）——胰腺
消水手印（Jalodar Nashak）——腎臟
消化手印（Apaan）——肝、胃、脾
氣流手印（Udaan）——甲狀腺
零手印（Shoonya）——耳朵、喉嚨
專注手印（Dhyaan）——肌肉
母親手印（Maatangi）——心、胃、肝、膽、脾、胰腺、腎
生命力手印（Praana）——肺

第八章　調節情緒的手印

174 情緒對健康的影響
174 什麼是恐懼及憤怒？
176 關於恐懼的對話

178 什麼是慈悲？
179 通過「空冥想」釋放情緒
開始手印（Aadi）——減輕打呵欠及慢性疲勞症候群
止痛手印（Sarvanga）——減輕或消除疼痛
許願手印（Kuber）——提高自信
止怒手印（Krodhant）——減輕憤怒、焦慮
精細海螺手印（Sahaj Shankha）——改善音質，減輕結巴
向內手印（Antarmukhi）——減輕恐懼、壓力
專注手印（Dhyaan）——減輕悲傷

第九章 調理生殖系統的手印

198 男、女性生殖能力的失調
199 減輕男性性功能障礙及不孕症
男性手印（Linga）——男性性功能障礙
金星手印（Shukra）——男性不孕症
204 減輕女性性功能障礙及不孕症
精細海螺手印（Sahaj Shankha）——月經不順

女性手印（Yoni）——女性不孕症
消化手印（Apaan）——順利分娩

第十章　有助學業表現的手印

212 為何學生要練習手印？
氣流手印（Udaan）——增強記憶力及智力
睿智手印（Hakini）——增強記憶力及集中力
海螺手印（Shankha）——增強食慾
生命力手印（Praana）——改善視力及心理穩定
知識手印（Gyaan）——增強記憶力、注意力，強壯肌肉
地手印（Prithvi）——青少年增高

第十一章　手印與瑜伽

224 練瑜伽的真正目的
225 和瑜伽有關的手印
合十手印（Namaste）
知識手印（Gyaan）

專注手印（Dhyaan）
向內手印（Antarmukhi）
活力手印運動（Sfurti）

第十二章　四十種手印實作圖解

1. 合十手印／234
2. 地手印／236
3. 水手印／238
4. 太陽手印／240
5. 風手印／242
6. 天空手印／244
7. 清潔手印／246
8. 增重手印／248
9. 風動手印／250
10. 母親手印／252
11. 消水手印／254
12. 消化手印／256
13. 氣流手印／258
14. 零手印／260
15. 專注手印／262
16. 生命力手印／264
17. 放下手印／266
18. 氣手印／268
19. 海螺手印／270
20. 早晨手印／272
21. 戒癮手印／274
22. 開始手印／276
23. 許願手印／278
24. 精細海螺手印／280
25. 向內手印／282
26. 男性手印／284
27. 女性手印／286
28. 金星手印／288
29. 睿智手印／290
30. 知識手印／292
31. 睡眠手印／294
32. 溶脂手印／296
33. 減肥手印／298
34. 糖尿病手印／300
35. 止痛手印／302
36. 止怒手印／304
37. 龜手印／306
38. 活力手印運動／308
39. 無限手印／310
40. 退燒手印／312

315 【附錄一】 五個脈輪與其相對應的手印
317 【附錄二】 健康問題與對應手印一覽表

前言

來自印度的合十問候

在印度，靈性或探詢「真我」是一種生活方式，合十手印在這方面具有重要意義。常持合十手印向人致以問候，具有極為重要的益處，它能化解個人的自我中心，帶來內心的謙卑。

合十手印是印度最廣泛使用、最流行的一個手印，它代表著印度文化及印度人的思維方式，是用來向所遇到的人（不論長幼）致以問候及道別的手勢。「合十」不是該手印的名稱，而是其含義，凡持此手印即稱為「合十」。

在隨後的章節裡將談到，在印度文化中，靈性或探尋「真我」是一種生活方式，就此角度而言，合十手印具有重要意義。常持此手印向每個遇到的人致以問候，具有極為重要的益處，它能化解個人的自我中心，帶來內心的謙卑。

在這個物欲橫流的世界，物質累積及片刻歡愉變成日常生活的主宰，為了將人們從這種虛幻的生活方式中拯救出來，古印度智者發明了這個手印，將其作為日常生活的一部分。

小時候我就對一切充滿好奇，常常問周圍的長者各種問題。通常，我的祖母會講非常有趣的故事來滿足我的好奇心。她講的所有故事，幾乎皆源自古印度文學或神話題材，最有意思的是，她賦予故事微妙變化來提升其寓意。在此，我想與你分享一則這類故事。

關於我與你的故事

很久很久以前，印度有個國王，叫做婆羅多（在古印度被稱作Bharata）。他遵照習俗，晚年退隱叢林修行，為達到開悟而過著苦行的生活。

在隱居叢林的初期，他放下一切，不斷苦思冥想運作意識的力量是什麼（他在印度被稱為毗濕奴神），即使在夢裡，他的冥思仍在繼續；他不分晝夜地冥想，無事能使他分心。

一天，他在河裡沐浴時，碰到一頭妊娠的母鹿也到河邊喝水。突然一頭咆哮的獅子嚇得母鹿突然分娩，母鹿在分娩時死亡，小鹿墜入河裡。僧侶婆羅多本能地跳入河流救起小鹿，然後他將小鹿帶回自己的居所，開始悉心照顧著小鹿。

隨著時間的推移，他漸漸喜愛上這頭小鹿；一段時間後，這種喜愛轉化為父母對孩子的奉獻。他心無旁騖，小心翼翼地照顧著小鹿，生怕別的野獸傷害了小鹿。這樣一來，這個曾捨棄了疆土、財富、權力及妻兒的國王，卻被一頭小鹿所纏身。

因此，他在彌留之際未冥思毗濕奴神，卻掛念著那頭小鹿；他未獲得最終解脫，卻轉世為一頭鹿。由於有些意識覺知，牠能記起自己的前世曾是一個國王及僧侶。身為鹿的牠意識到自己前世的錯誤，為糾正這個錯誤，這頭鹿來到僧侶婆羅多居住叢林的同一地點，在此過著僧侶鹿的生活。因此，牠又轉世為人，投生在一戶明智的人家。這世他能記起自己的前兩世。

這次明智的婆羅多恪守自我，他不太說話或聽從他人，以致於漠視一切。他的外貌不是很順眼，因為他對此壓根不在乎，因此人們將他視作傻子，甚至有人剝削他時，他亦無反應或不在乎；最後他變成國王的一個轎夫。

一次在抬轎子時，婆羅多琢磨著自己前兩世所犯的錯誤，無法與其他轎夫一道平穩抬轎，轎子顛簸晃蕩了幾次，國王下令停下查個究竟。他發現因個人緣故而使整個隊伍受到耽擱，於是發生了下述對話。

國王問：「你看來很健壯，你太累了或太懶了?為何你無法與別人步調一致，承擔你應盡的部份?」

對此，婆羅多回覆了一系列關於「我與你」的問題。

「你說我看來很健壯，你說你看見我未承擔應盡的部份。你所謂『我與你』是什麼意思？你看見了我的哪個部分？

「站於地上的腳，腳上支撐的小腿，小腿上的大腿，以此類推，一直到肩膀，肩膀上扛的轎子。何以見得轎子就是我應承擔？」

指著國王的身體，他說：「這個坐在轎子裡的身軀被定義為你，告訴我：什麼是我？什麼是你？或就此而言，什麼是他人？」

阿育吠陀的宇宙觀：三特質、五元素

「三特質[1]及五元素[2]的作用構成了我、你、他，呈現為身體形狀，它們有各種稱謂：神或魔，人或獸，鳥或樹，它們由其無明或智慧所累積的行為而形成，然而有一個至高無上的意識，它超越萬物存在的一切特質。」

婆羅多講了很多類似的話，最後，他總結：「構成轎子的物質也是構成國王的物質，構成國王的物質也是構成所有他人的物質。」

這智慧之流如醍醐灌頂，國王震驚得差點兒從轎子裡摔出來，他對這個智者心悅誠服，他說：「求你憐恤我，告訴我你是誰。你看起來像個傻子，而我相信你是個開悟者。」

這勾起了更多談話，婆羅多回稟國王，說自己究竟是誰是不可能的，因為當一個人已經證悟到實相，這個人怎麼能說自己「這是我」。

國王對這意外的智慧留下了深刻印象，聲稱他現在無須到處尋找智慧，因為他已接近智慧的源頭。為了傳播這種智慧，國王請求婆羅多將此智慧轉化為世人易於接受之事；因此，婆羅多向國王提議「合十禮」，以提醒世人關於「我與你」的真諦。

這就是「合十」手印，怎樣在印度及印度文化中起源並得以踐行的原因。

在這個故事裡，談到婆羅多自我中心的化解，他在歷經三世後變成踐行者。起初在叢林時，他不能完全放下照顧弱者的本能，即便牠們能夠自我照顧；他拯救小鹿是一種高尚自然的行為，但是感到對小鹿負有責任是他隱藏的自我中心。第二世，他的自我中心被愧疚所取代。第三世，他的愧疚已被放下，直截了當的質疑觸發其內在智慧，瓦解了通向解脫的最後障礙，這就是「合十」所代表的內涵。我們每次向他人問候或道別時持「合十」手印，都受到「我與你」直接問題的觸動。

---

1 阿育吠陀認為，所有人皆有三個特質，梵語將此特質稱為「古那」（guna）。第一種特質稱為沙圖古那（sato guna），沙圖古那指所有柔軟的、美好的事情。第二種特質稱為塔瑪古那（tamo guna），指所有與憤怒有關的事情。第三種特質稱為納嘉古那（rajo guna），指所有與享樂有關的事情。比如統治階層，具有納嘉古那；勞動階層，具有塔瑪古那；對現狀很滿足、和平的人，具有沙圖古那。

2 五元素是指火、風、空、地、水。

合十手印的含義

現在讓我們來試圖理解這個手印的深遠含義。

Nama Aste：Nama梵語意即「鞠躬」。Aste（Astitva）意即「物質存在」，它不僅是我的，也是整個宇宙的，包括我的、你的。因此，Nama Aste全意是「我向整個存在鞠躬」。

Nama Aste：Asteya梵語意即「那個不是我的，對其無任何欲望」。Namaste的另一個意思是「我向那個『不是我的』」鞠躬，對一切無欲望。」

Nama：梵語意即「鞠躬」，表示尊重；同時，Nama結合兩個梵文Na及Ma，Na意即「非」，Ma意即「我」，因此Na Ma意即「非我」，就此而言，Na Ma Aste意即「非我的」，或「非我、非我的」。

Aste：梵語意即「存在，或非我的」，As意即「我」，Te意即「你」，在此，Namaste意即「我向你鞠躬」或「非我，我與你」。

Namaskaar：現在我們明白了Nama的意思，Askaar（Astitva kaarak）意即創造了存在的意識能量是一切造物及幻象（Maya）的源頭，我們向其鞠躬、尊重，向意識臣服。

合十手印的作用

在合十手印裡，十指併攏將增強所有五個元素；手掌合攏將關閉能量（氣）從身體流出，自然增強體內能量。

該手印對個人保持謙卑及化解自我中心非常有效，每天，每當我們向他人問候及告別時皆應持此手印。

「合十」是一個富含韻味、內涵及實質的手印。在持此手印時，我們會感到從一隻手流向另一隻手的能量（氣）變強，感到身心變強。當我們將雙手合攏居中時，實際上在練習連接大腦左右半球，這是瑜伽的合一過程。「合十」將左與右、男性與女性、陰與陽[3]、邏輯與直覺、力量與柔軟結合為一個整體。

這個手印將我們從自我中心的束縛中解脫出來，使我們變得謙卑及愉悅。它亦能消除恐懼及頭痛，因此我們感到身心變強。

「合十」是令人振奮的，它賦予我們對整體意識的感恩之情。

---

[3] 印度文化中稱「陰陽」為希瓦（Shiva）與夏克提（Shakti），也稱為普茹夏（Purusha）與普茹克瑞提（Prakriti）。

第一部

理論篇

第一章 手印療法的緣起

在完成各種治療體系（例如阿育吠陀、西醫、順勢療法等等）的比較學習後，我認識到所有藥物皆具有潛在副作用，於是我轉向探索非藥物療法，開始尋找各種治療方法。那時，很多類似治療體系在歐洲各地正被運用，但我很難在那些技術裡發現符合邏輯的東西；因此，我開始探索遺失在歷史滄海裡的古代治療體系。

我如何被手印所吸引

從小至今，我很慶幸自己身邊總是智者雲集，他們是我的老師或朋友，其中有一個人是我的祖母，她名叫查圖拉（Chatura），意即聰慧者。我有幸與她共同度過了人生中的寶貴四年。她是梵文典籍（無論宗教或非宗教）的熱心讀者及獨立思考者，她讓我閱讀那些梵文典籍，並培養合乎邏輯的釋義能力。就在那時，她向我第一次推薦了手印及花香療法。她使我意識到這些知識寶庫正隨著所謂現代社會的出現而開始遺失。正是她使我明白這些古代典籍裡蘊含著現代科學技術的種子，健康是如此的自然而毫不費力。

記得有一次我鼻子感染，疼痛難耐，她給我一種雞蛋花（Chafa），僅僅聞吸其花香，疼痛及感染就在一、兩個小時內消失了。雖然那時我太小，不完全明白她對我究竟產生了什麼影響。長大後我開始學習各種醫學及治療體系，一直在尋找無須藥物而能保持健康的方法，因此發現了手印及花香療法。

我第一次聽說手印，是童年時祖母告訴我的。第二次了解手印大約在三十年前，當時我與家人一道在南印度旅行，這是一次休閒有趣的旅行，旅程中我們參觀了很多歷史景點，在那些地方我看到很多修行者、瑜伽士、神及女神的繪畫及雕像，均持各種手印或手指姿勢。有趣的是沒人說些什麼，似乎這些手印理所當然，卻無人知其究竟。

參觀一個寺廟時，導遊是個博學之士，他介紹了很多關於手印的知識，詳細解釋了手印在所有雕像及繪畫裡的寓意。那時我了解到手印用途的模糊概念，即修行者在經年累月打坐的艱苦條件下，用手印來保護身體；同時，手印也促進個人的靈性之旅（在古印度，智者隱居在喜馬拉雅或叢林等地找尋自我解脫是一種非常普遍的現象）。

那時我太年輕，不能完全領悟手印的理念，雖然我對手印感興趣並為之著迷，但一段時間後，我被大學學習、工作、診所等各種事務纏身，忘記了手印這碼事。

在完成各種治療體系（例如阿育吠陀、西醫、順勢療法等等）的比較學習後，我認識到所有藥物皆具有潛在副作用，於是我轉向探索非藥物療法，開始尋找各種治療方法。那時，很多類似治療體系在歐洲各地正被運用，但我很難在那些技術裡發現符合邏輯的東西；因此，我開始探索遺失在歷史滄海裡的古代治療體系。

我試圖憶起迄今為止所讀過的所有古代典籍，我從古代耆那教及佛教典籍中發現了花香療法，回憶起那個導遊關於手印的介紹，我從《譚崔經》（*Tantra Shastra*）、《恩弟亞舞聖典》（*Nritya Shastra*）、《戲劇藝術經》（*Natya Shastra*）、《真言經》（*Mantra Shastra*）等典籍中找到一些手印的資料。雖然我在古代典籍中很少找到手印健康用途的詳細資料，但通過研究手印的原理及其用途，就易於理解手印的健康益處。

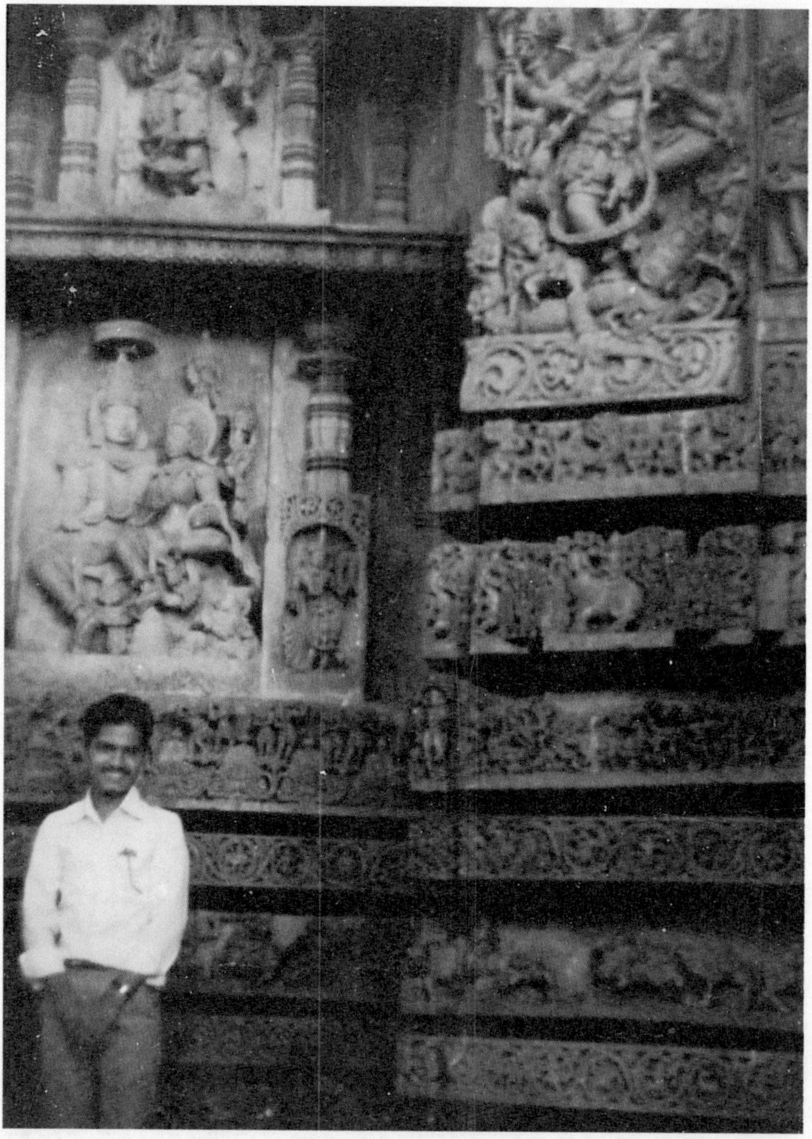

圖說：

作者杜德曼德醫生年輕時曾至印度中部的阿旃陀石窟旅遊，阿旃陀石窟就像其他古代佛教寺院，為一座大學修道院，極其注重教育傳承。

那段時間，我到很多歷史景點旅遊，增長關於這些古代藝術的見識，其中一個景點是位於印度中部的阿旃陀石窟。阿旃陀石窟就像其他古代佛教寺院一樣，它是一種大學修道院，極其注重教育。它以中央方向為核心，劃分成生活及教育幾個不同的大學，阿旃陀石窟的布局體現這種組織結構，大部分石窟只從外部連接。西元七世紀的中國遊學者玄奘告訴我們，陳那[1]於五世紀曾住在阿旃陀石窟。在阿旃陀石窟鼎盛時期，其居留地容納了數百名教師及學生。許多完成了首次培訓的僧侶，在季風季節流徙生活結束後，將阿旃陀石窟作為一個返回據點。阿旃陀石窟的建築時間可回溯至約西元前二三〇年，一九八三年開始，這個景點被聯合國教科文組織登錄為世界遺產。

我與家人一道去阿旃陀石窟旅遊，我兒子那時大約兩歲，我們在那裡巧遇一位修行者。當時我們正坐在河岸邊，修行者從洞穴後面走過來，由於我們背對著他，他在我們不知情的情況下，以印度方式向我們賜福，這個情景被一個為我們照相的朋友看見了，告訴了我們。我起身跟這個修行者聊了一會兒。我不知道他的名字，他也不問我的名字，他好像在那裡居住很久了。他對我說：「我知道你正在探尋，最終你將獲得你探尋的所有知識，但是別急，漸漸地，所有蓮花瓣將向你開放。」言畢，他回到洞穴裡。

---

[1] 陳那（Dinnaga），著名的佛教哲學家及辯論家，著名邏輯書的作者。

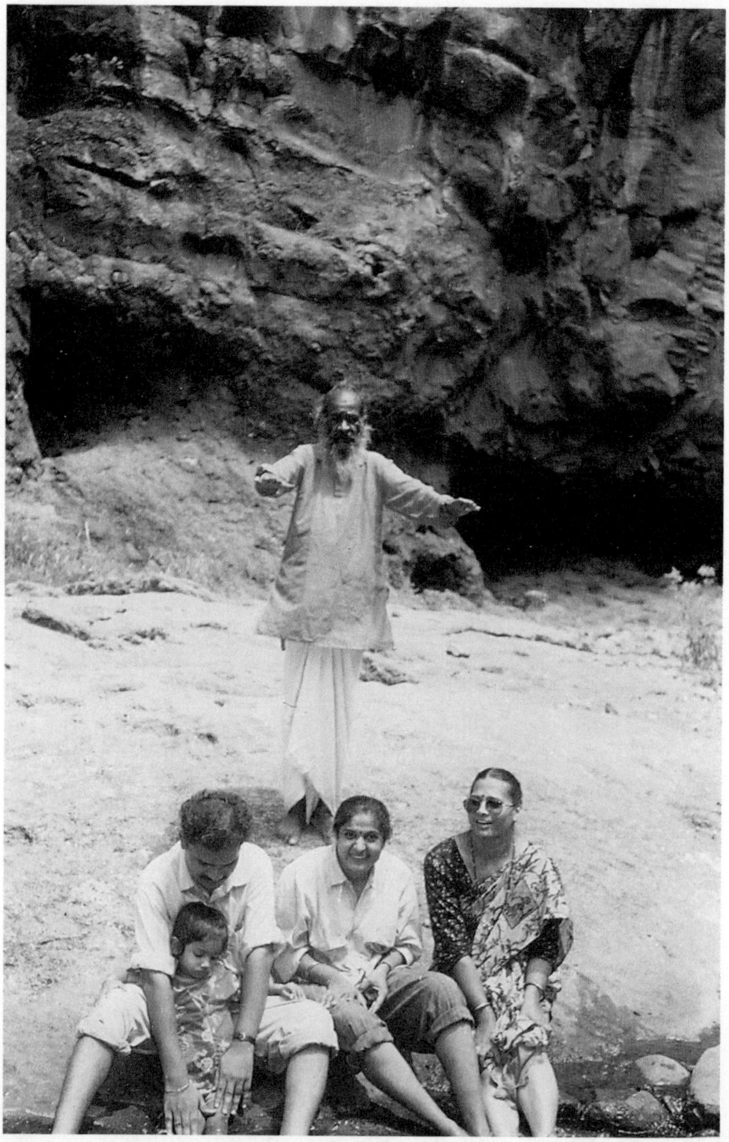

圖說：

杜德曼德醫生（左一）與家人再赴阿旃陀石窟旅遊時，一位修行者從洞穴後面走過來，在他們不知情的情況下，以印度方式向他們賜福。

隨後，我開始蒐集手印資料，打開了非藥物療法的一扇嶄新大門。

手印的含義

在《戲劇藝術經》中有段優美的語錄（見下方梵文）及譯文，常被用作手指姿勢的引文。

यतो हस्त स्ततो दृष्टी
यतो दृष्टी स्ततो मनः
यतो मनः स्ततो भावः
यतो भाव स्ततो रसः

Yato hasta stato drishti — Where the hand is, the eyes follow
（手之所指，目之所至）
Yato drishti stato manaha — Where the eyes go, the mind follows
（目之所及，心之所隨）
Yato manaha stato bhava — Where the mind is, there is the feeling
（心之所在，情之所生）
Yato bhava stato rasa — Where the feeling is, there is indulgence.
（情之所感，放縱所發）

手指姿勢是如此博大，幾乎涵蓋了人類生活及整個宇宙的各個方面。

手印有很多含義，其中一個含義是「印」，一個含義是「姿勢」，另一個含義是「情緒表露於臉上」，比如當人生氣時，臉上顯露出怒氣，情緒在臉上的顯現被稱為「印」。特別是在某些古印度典籍，例如在《乾闥婆經》（*Gandharva Shastra*）裡將「手印」詮釋為手勢，或手部、特定手指運動的姿勢。

在特定冥想狀態下，「手印」也蘊含身體姿勢的意思。瑜伽手印是一種特定的呼吸技巧，或使自己保持特定姿勢以獲得健康及靈性。

手印的起源及背景知識

在此，我想分享一小則可能是手印起源的神話故事。

億萬年前，時間初始，梵天[2]有一個兒子叫做阿闥婆（Atharvan），梵天向他展現了關於萬物完整的天上（或天堂）知識，包括天堂治療學[3]。

聖人達呵池（Dadhichi）是阿闥婆的兒子，他的知識面很廣，但是遠不及他父親的知識，因此他想通過冥想來完善自己的知識。

看到他的決心，感受到他對知識的渴望，因陀羅[4]非常滿意，他出現在達呵池面前，問道：「你要找尋什麼？我想賜你所想的一切。」

達呵池說：「請教我你所知道的天堂科學。」

因陀羅答應教他某種治療學，但是有個條件。

「如果你與任何人分享該知識的話，我將砍下你的頭顱。」

達呵池同意了，於是他被授予天堂治療學，主要是手印[5]及花香的運用。

不久，雙馬童[6]聽說這事後找到達呵池，懇求達呵池也教他們科學。

「我怎麼可以呢？」達呵池說，「如果因陀羅知道我違背了誓言的話，他將會砍下我的頭顱。」

「我們會非常小心的，」雙馬童許諾道，「難道你信不過我們？」因此，達呵池將因陀羅傳授的手印及花香運用知識再傳授給雙馬童。因陀羅為此暴怒是可預見的，為了解救達呵池，雙馬童事先用馬頭代替達呵池的頭，然後等著。

因陀羅聽到達呵池違背了誓言後，怒不可遏地砍下達呵池的假頭顱。雙馬童立即還原達呵池的真頭顱。一切順利！

此後，雙馬童使用手印及花香來醫治人類。這就是人類如何學到這門天堂治療學的故事。

這個故事不但談及手印及花香療法的起源，也談到移植手術的概念。

---

2 梵天（Brahma），印度擬人化的意識力量，印度人認為他是宇宙創世的力量。

3 阿闥婆是《阿闥婆吠陀》（*Atharva Veda*）的創作者，它包括阿育吠陀。

4 因陀羅（Indra），天堂的國王。

5 手印是《乾闥婆經》（*Gandharva Shastra*）的一部分。

6 眾神的醫生，有時到人間醫治凡人。

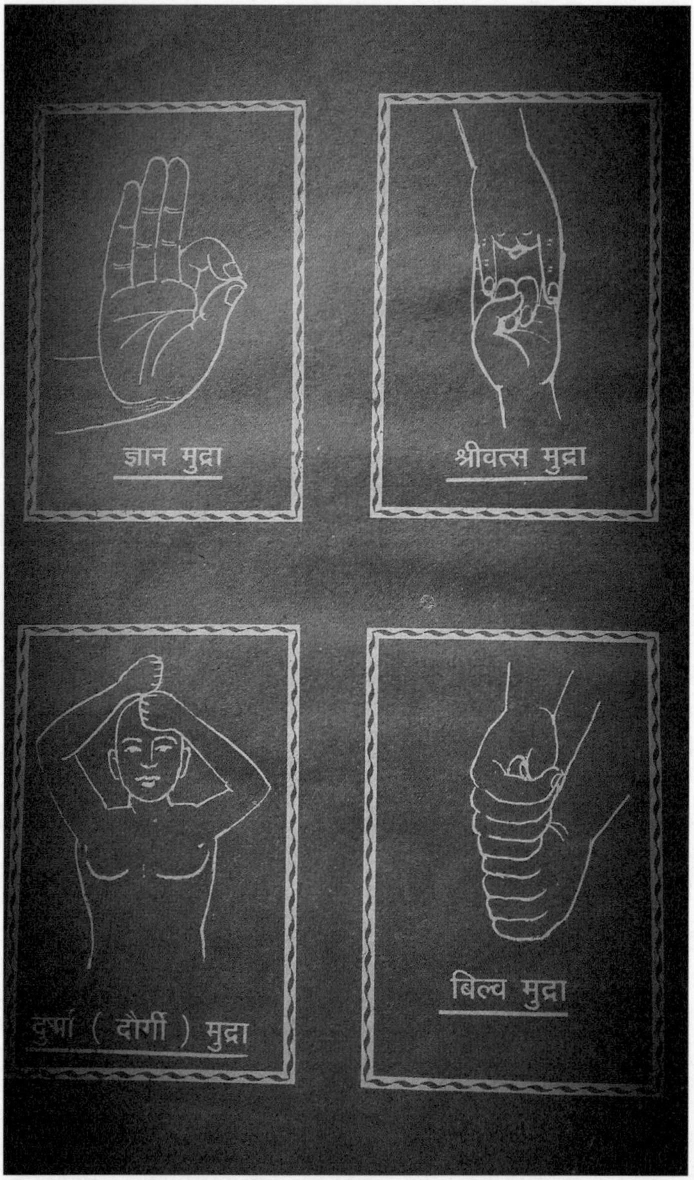

圖說：

在古印度，手印被記錄於諸多繪畫及雕塑中，人們以為其僅用於靜心冥想。但事實上，手印也具有保健功能，避世獨居的修行者能藉此維持健康、免於疾病。

現在回到可能的歷史起源。印度本質上是一塊靈性的土地，在此我想澄清靈性與宗教無關。宗教是一種純粹的社會現象，它的出現是為了維持社會的平衡，宗教基本上是一系列生活規則，這些規則是基於社會、經濟、環境、不同國土的條件，因此，國土不同，宗教不同。一段時間以後，傳播宗教的人利用這些規則，創造了社會不需要的東西。靈性不像宗教，它是完全獨立的，因人而異的。靈性是非常自然，不需要任何法律、規則。從這個意義而言，印度是靈性的土地，印度的水、空氣、土地具有特定的振動，特定的靈性芬芳。人們來到印度就能感受到她的特別，所以西方人來到印度，便被印度土地深深吸引，試圖學習不同的東西。我想原因是印度誕生了像佛陀、摩訶毗羅、克里希納穆提等等這樣的聖人，他們是試圖為整個人類指明新方向的人，並且在某種程度上獲得了成功。在此強調一點，即便在佛陀、摩訶毗羅、克里希納穆提誕生之前的數千年前，靈性便曾是且至今仍是印度人日常生活的一部分。

整個印度史表明，古印度智者超脫了世俗的物質存在，他們在個人層面上尋求某種解脫及開悟；對開悟的探尋至今仍是每個人固有的責任。所以，當時及今天的印度人都想要遠離疾病、恐懼、憂慮，因為這些東西影響人們探尋真我。由於這種思維及質疑模式，六千五百年前，印度人發展了阿育吠陀醫學。

阿育吠陀是已被確立及驗證使人們遠離疾病、恐懼、憂慮、貪婪及一切無需之物的方法。問題是若遵循阿育吠陀的話，遠離疾病需要付出某些努力，比如尋找及準備藥物，去叢林找草藥，製成粉劑、湯劑，遵循所有的指導及禁忌，總之，需要付出特定的時間及努力。而對於步入靈性之旅的人而言，要做到這點相當困難，也許這就是在古印度醫療體系中發展出非藥物療法的原因。因為那時的智者想要一些無須特別努力而遠離疾病、恐懼、焦慮等問題的方法，於是他們專注於這個方面，隨後發展了這兩個治療體系，一個是手印，另一個是花香療法。

探尋真我的人是步入靈性之旅的人，在印度我們稱這些人為「達夏尼克」（Daarshanik），英語稱為哲學家，但「達夏尼克」不是西方哲學的內涵，它實際上指那些步入證悟之途的人，哲學在印度語中是「證悟科學」的意思。這個尋求證悟的人，必須使自己的心非常平靜，沒有思想起伏，這種思想起伏阻礙個人了解自我；同時，他也必須使身體平靜，將所有感官轉向內；對於身心如此平靜的人而言，要求他們儘量不去做事及起心動念。手印及花香療法極有利於身心平靜和健康，使人消除疾病及心理上的情緒衝突。通過手印及花香療法保持健康，是最神奇的捷徑，它無須做任何事情，甚至不需要走動，僅僅坐在原地練習就能獲得健康。

當我們觀賞任何古印度智者的畫像時，都會發現兩件事非常重要，一是他們總是坐著、持某種手印；二是他們都戴花，即使不戴花，也總被鮮花植物所環繞。即便今天，當印度人冥想時，仍沿襲傳統使用芳香及手印。雖然手印及花香療法已經遺失，但它們已被記錄於隨處可見的繪畫及雕塑中，人們因此認為這就是練習冥想的方法，雖然他們並不明白其所以然，僅將其作為文化及傳統來遵循。即使人們不明究竟，卻因沿襲該傳統而獲得免於疾病的益處。所以在印度，無論是在聚會、婚禮、葬禮等場合，人們一直在使用鮮花。當人們見面時彼此合十問候，這本質上就是一種手印。

阿育吠陀將健康定義為一種幸福與愛的心理狀態；所有情緒，例如恐懼、憤怒、貪婪、憎恨、嫉妒等等，皆暗示著疾病；而完美健康是幸福與愛的心理狀態。幸福不來自於任何外在因素的刺激，而發自於人的內心深處，它是一種完美健康的狀態。古印度智者獲得身體完美健康的特定狀態，卻不費吹灰之力，即是得益於手印及花香療法。

在古印度歷史上，第一部《吠陀經》出現的時間回溯至大約九千年前；《阿闥婆吠陀》幾乎是所有印度醫術的源頭，其出現時間回溯至大約七千至七千五百年前；而阿育吠陀出現時間回溯至大約六千年前；療癒手印術的出現時間可回溯至約《阿闥婆吠陀》時期。手印產生的最可能原因是：手印是非語言溝通的早期形式，因為每個手印或手指姿勢都具有特殊含義，例如知識手印（Gyaan）意即「給與知識」或「接受知識」，無懼手印（Abhaya）意即「給與他人保護」。

如此說，是因為在古代歷史上，手印不僅在印度得到運用，也在埃及、巴比倫、蘇美文化裡得到運用。我們看見不同文化裡有很多類似雕塑均持手印，比如，耆那教的靈性導師（Tirthankars）及蘇美神都是持同樣手印，稱為

Kaayotsarga手印，意思是從身體排除多餘的東西；埃及或巴比倫雕像持保護手印（Kavacha）。在此，雖然難於準確界定手印的起源，但我們可以非常有把握地這樣理解：手印曾是古代史前文化及近代歷史文化的一部分。

印度文化中的手印

- 手印的詳細描述可見於《譚崔經》、《崇拜及禱告書》（*Upasana Shastra*）、《恩弟亞舞聖典》、《雕塑藝術》（*Art of Sculpture*）等典籍。
- 手印的主要來源是《格蘭達本集》（*Gherandya Samhita*）及《哈達瑜伽之光》。《格蘭達本集》由聖人格蘭達（Gherandya）撰寫，《哈達瑜伽之光》由來自納旦尼爾傳統的斯瓦米．斯瓦特馬蘭（Swami Pt. Swatmaram）撰寫，後續撰稿者是斯瓦米．薩特揚蘭德．薩勒斯瓦提（Swami Satyanand Saraswati），他是比哈爾邦（Bihar）瑜伽學校的創始人。手印是瑜伽練習的基本形式，比哈爾邦瑜伽學校出版的最有名的書名叫《體式、調息術、手印、收束法》。
- 《格蘭達本集》及《金剛乘譚崔》（*Vajrayana Tantra*）認為手印能賜予練習者大能量及通靈能力，稱為「成就」（Siddhies），因此，手印的知識不應傳授給有罪孽者、講話不真實者、懷疑者及非信徒、異教徒、虛偽者及不守戒者。
- 印度教史呈現了手印的最早記載知識及解析。最早的文獻見於《真言經》、

《崇拜及禱告書》、《恩弟亞舞聖典》。

- 下述句子摘自《薄伽梵歌》（*Srimad Bhagwad Gita*），意思是「克里希那神向阿朱那賜予梵歌知識時持知識（Gyaan）手印。」（見下方梵文）
- 《譚崔經》裡有大量的手指姿勢。耆那手印—**Avadhi**提及一百一十四種手印。**Jayakhya-Samhita**提及五十八種手印。**Tantra-Raja-Tantra**提及二十五種手印，**Sharada-Tilaka-Tantra**（23.106–14）只描述了九種手印。
- 佛教妙吉祥（文殊師利）根本儀軌提及一百零八種手印，其中五十五種手印常用。
- 在宗教崇拜中有大量手印，因神而異。根據《薩穆哈他瑜伽唱頌》（*Mantra-Yoga-Samhita*）記載：毗濕奴神持十九種手印；濕婆神及圖普拉．桑達瑞（**Tripura Sundari**）女神持十種手印；杜迦女神（**Durga**）持九種手印；甘尼薩神（**Ganesha**）持七種手印；塔拉神（**Tara**）持五種手印；薩拉斯瓦蒂女神（**Sarasvati**）持四種手印；羅摩（**Rama**）及帕拉蘇．羅摩（**Parashu-Rama**）持兩種手印；拉克希米（**Lakshmi**）只持一種手印。

प्रपन्नपारिजातया तत्रोवेत्रे पानये
ज्ञान मुद्राया कृष्णाया गीतामृते दुहे नमः

Prapannapaarijaataaya totravetre paanaye,
gyaan mudraaya Krishnaaya geetaamritaa duhe namah

世界各地文化中的手印

- 在東方，手印見於印度、西藏、中國、日本、印尼的印度教及佛教的豐富文化傳統儀式中。阿旃陀洞穴壁畫及埃洛拉洞穴雕塑時間可回溯至西元前二世紀末及一世紀，亦呈現了無數手印。
- 在西方，手相術是手勢學（手印）。在基督宗教藝術中，施洗者約翰及聖母瑪利亞也持各種手印。在J.S.M.Ward所著的《神祕語言的象徵》一書中可找到參考資料。直至今日，天主教堂的牧師賜福信徒時所持的手勢，在這篇文章中稱為「至高知識手印」（Mahagyan）。
- 埃及象形文字是一座手印的虛擬寶庫。國王及王后，甚至木乃伊的姿勢，無疑表明他們均持著手印。
- 巴比倫太陽神（Damuzi）沉入冥界時持手印。
- 在伊斯蘭，神祕的蘇菲旋轉舞在各種儀式典禮中使用手勢或手印。
- 羅馬藝術作品中充滿著手印。

振興古典醫術

之前說過，我小時候就對印度文化及神話中的精彩故事非常著迷，一個始終困擾著我的問題是：這些苦行僧（或修行者）怎麼能在一個地方一站好多年？他們怎麼能不吃不喝堅持十年？這些人怎麼能在夏日、冬天或雨季等各種氣候條件下保持健康？為此，我從不理解和相信這些故事。待我長大學醫後，我開始認識到這些故事裡存在某些實質性的東西，肯定藏有某些能維護身體健康的方法。

我們的身體即使在缺乏食物的情況下，也具有足夠的自我維持能力。在現代醫學裡，我出乎意料地了解到，身體整天只需一碗飯及一碗蔬菜足矣，多餘食物則是不必要的。吃得多本質上是出於貪婪、饕餮及欲望。假如我們身體的真正需求如此少，意謂著即使有時得不到食物，身體仍然能夠自我維持。隨後，我開始研究，那些苦行僧怎樣維持自身健康呢？比如他們坐在毗鄰喜馬拉雅山的地方，那裡風雪交加，夏天冰雪融化等等，在如此極端艱難的條件下，他們仍在那裡苦練冥想，他們是怎麼做到的？

然後，我開始深入研究古代科學，尋找既能維持健康又無須付諸努力的健康體系。隨後，我發現了《手印經》（*Mudra Shastra*）——手印學，其作用原理使我意識到確實有在不利條件下維持健康的可能。

然後，我開始向我的患者、朋友推薦手印，他們開始練習手印，我得到的回饋非常好，特別是風動手印（**Apaan vaayu**），睡眠手印（**Nidra**）等等，效果顯著。

初試告捷後，我意識到需更深入研究及理解手印體系。手印學的根本目的是預防疾病，如果你有健康問題，雖然你可以通過藥物來治療，但預防疾病絕對更勝一籌。至於預防手段，如果你經常練習這些手印的話，你將擁有一個非常健康的生命。

我開始從古印度典籍中學習手印，雖然有幾百種各類用途的手印，但用於健康益處的手印只有十七至二十種。我試圖邏輯思考每種手印，理解其究竟如何作用的基本原理的邏輯解釋，我認識到可以設計出更多手印用於更多健康益處。比如糖尿病手印，它是生命力手印（Praana）及消化手印（Apaan）兩種不同手印的結合，我總結出這兩種手印結合能作用於糖尿病，因此設計了這個手印。

我開始思考，每種手印的每個體系（如中國體系、印度體系、現代科學等等）的解釋及文化，隨後，我發現某些結論及答案，它指導著我在手印上的研究。

第二章

手印療法的原理

手印療法極有利於身心平靜與健康，能夠消除心理上的負面情緒。通過手印療法保持健康，是最神奇的捷徑，甚至不需要走動，僅僅坐在原地練習就能保持健康。

五元素原理

當人的地、水、火、風、空元素完全平衡時，他將無疾病、衰老、死亡，將擁有圓滿瑜伽士般容光煥發的身體（見下方梵文）。

——摘自《斯瓦塔西瓦奧義書》（*Shwetashwar Upanishad*）

在手印療癒體系裡，首先我們要了解手在梵語裡被歸類為KARMENDRIYA，意思是這部分身體從事實際體力活，手負責保護及維護我們的身體。手不停地工作，比如我們吃飯要用手等等。在此，附帶一提，印度人吃飯很少用湯匙或筷子，而是用手指，這有著特殊目的。古印度人認為身體是整個宇宙的微觀表現，身體結構代表著宇宙結構。宇宙的每個粒子皆由火、風、空、地、水五個元素構成，五個手指分別代表著構成整個宇宙的五個元素。也許正是這種領悟及知識，讓印度人得以步入與宇宙合一的靈性之旅。

五個元素在宇宙中處於完美平衡狀態，身體裡的五元素也

पृथ्विप्तेजोनिलखे समुत्थित्ते पंचात्मके योगगुणे प्रवृत्ते
न तस्य रोगो न जरा न मृत्यु प्राप्तस्य योगाग्निमयम् शरिरम्

Prithvyptejonilakhe Samutthite Panchaatmake Yogagune Pravritte.
Na Tasya Rogo Na Jara Na Mrityu Praaptasya Yogagnimayam Shareeram.

應處於完美平衡的狀態，即使稍微失調，也將導致身體某些疾病、不適或早衰。從根本上而言，這些手印旨在使我們的五個元素維持平衡。也許因為有五個元素，人類才有五個手指，通過使用這五個手指，我們將獲得預期的平衡。

人們相信流經身體的五個元素，通過手足掌流出體外。手足掌是身體的最外端，如果我們把身體想像為一根管子的話，管子的兩端是打開的，因此手足掌即是開端。當能量流出手足時，這五個元素中的特定元素流出特定的手指，比如火元素之氣從大拇指流出，風元素之氣從食指流出，空元素之氣從中指流出，地元素之氣從無名指流出，水元素之氣從小指流出。

當我們從符號象徵的角度來看手指所代表的意思，如果我們不使用語言，而以符號語言溝通的話，遍及世界各地不論文化與宗教，手指都具有某些共同用途。例如，我們祝某人好運，要促進其能量，意謂著要促進個人的火元素，因此，我們舉起拇指，其餘手指握成一個拳頭；當在校的小孩子想要小便時，他們會舉起小指（代表水元素）等等；這些共同象徵與特定元素流經特定手指的觀念吻合。為獲得預期效果，練習這些手印時，我們藉由特定方式接觸指尖，來控制特定元素。

七脈輪原理

古印度醫學醫術阿育吠陀[1]（意為生命及長壽科學）認為，我們的身體有能量通過流入。體內有七個能量中心，稱為七個脈輪。頂輪稱為「沙哈斯拉拉」（SAHASRAR，千瓣蓮花）；底輪稱為「穆拉達哈」（Mooladhaar），它是亢達里尼（kundalini）之所，當個人的亢達里尼甦醒時，能量從底輪攀升，通過所有七個脈輪。宇宙能量從頂輪進入身體，頂輪本質上是一個接收器，直接接收來自意識的東西，然後循環通過其餘六個脈輪，產生一種平衡。

七個脈輪的生理位置分別與人體內分泌腺體及器官對應，比如，頂輪——腦下垂體及大腦前額葉；眉心輪——松果體及杏仁核；喉輪——甲狀腺及副甲狀腺；心輪——胸腺；腹輪——胰腺及腎上腺；臍輪——卵巢及睪丸；底輪——亢達里尼。這與現代科學有著物理相似，雖然這些理念很古老，但今天現代科學所談的與古代知識相似。

---

1 阿育吠陀醫學認為，亢達里尼是基礎生命力或能量。

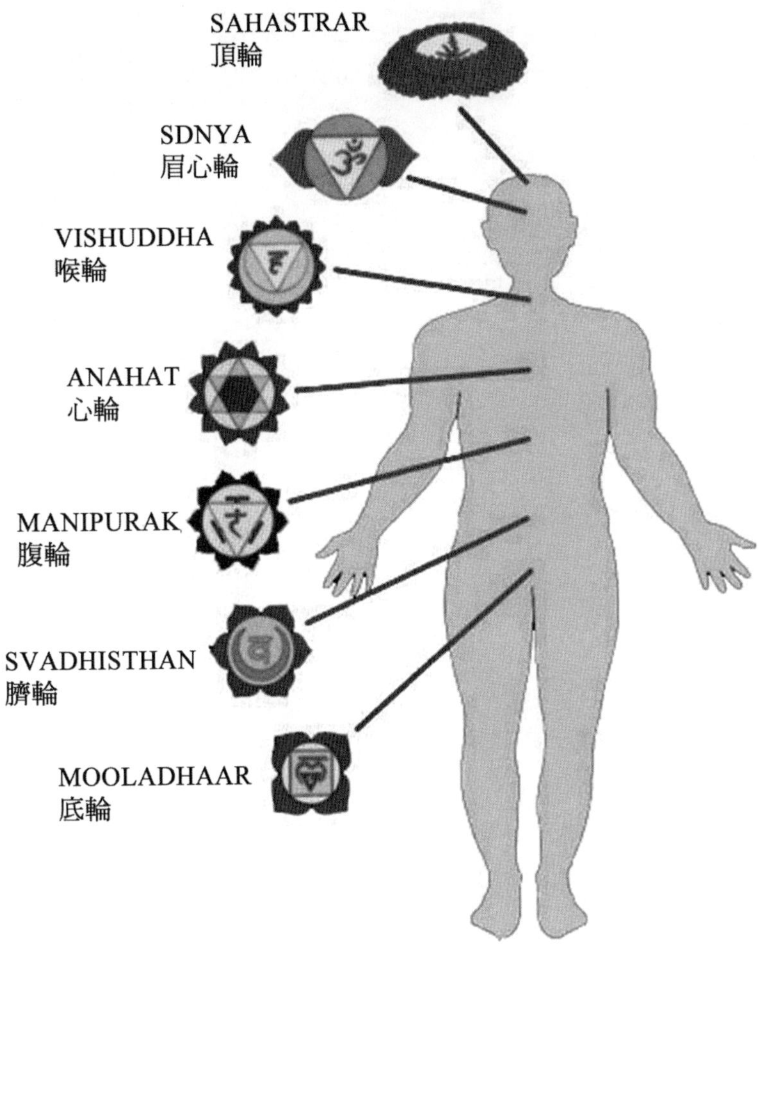
SAHASTRAR
頂輪
SDNYA
眉心輪
VISHUDDHA
喉輪
ANAHAT
心輪
MANIPURAK
腹輪
SVADHISTHAN
臍輪
MOOLADHAAR
底輪

●第一脈輪：底輪

梵文名稱：MOOLADHAAR。MOOL意即「根」，ADHAARA意即「支持」，全意是「對存在之根的支持」，意即「對基礎生命力的支持」。

位置：會陰部。

對應身體部位：這個脈輪不聯繫體內任何腺體，它聯繫亢達里尼的底部。亢達里尼意即「靜息的、盤旋的能量之源」，該脈輪的功能是支援「息的能量（或生命力）之源」，讓其甦醒。該脈輪也支持新生命的形成，對子宮內新生命給予能量支持。

功能：支持「生命力之源」，使其甦醒。該脈輪也支持新生命的形成，對子宮內新生命給予能量支持。

●第二脈輪：臍輪

梵文名稱：SVADHISTHAV。SVA意即「自我」，ADHISTHAN意即「奠定」，STHAN意即「位置」，全意是「奠定位置，奠定自我及延續」。如何奠定自我?當我出生後，終將死亡，意謂著我不能永久奠定自己，我只短暫存在於世上，然後我的能量將離去，不能在此永久停留。但有一種奠定我自己的方法，即通過繁衍下一代，因此，即便在我死後，我的部分生命力仍然能夠延續，這就是脈輪如何幫助我奠定自己，假若我死亡了，我的某些部分仍舊繼續活著。

位置：在肚臍下三指處。

對應身體部位：卵巢／睪丸。

功能：負責創造新生命，女性卵巢的卵子，男性睪丸的精子，產生基礎材料以形成生命。男性的前列腺液是精子及卵子的營養品，幫助維持健康的卵子及精子。底輪支援該生命，確保個人生命的延續（即使在其死後）。

●第三脈輪：腹輪／太陽神經叢

梵文名稱：MANIPURAK。MANI意為「珍寶」或「鑽石」，PURAK意為「完整」，或「使其完整」。

位置：胸骨的底部，胸骨下四指處。

對應身體部位：胰腺、腎上腺。

功能：胰腺有三個功能：分泌胰島素、分泌消化液、清除毒素。源於胰腺的消化液幫助身體從食物中萃取能量，胰島素的功能是消化糖分（糖是一種大的能量來源）。該脈輪的名稱即暗示身體像一塊鑽石或珍寶（極其寶貴的東西），需要能量才能使其完整，使其功能處於最佳水準，假如特定脈輪缺乏能量，我們將愈來愈虛弱，甚至生病及早逝。

胰腺的第三個功能是：在消化及代謝食物與糖分後，體內產生很多毒素，需排除廢物及清理毒素，體內毒素太多，將導致諸多疾病，因此胰腺也具有清理毒素的功能。該脈輪將使我們的「身體鑽石」完整，鑽石在打磨前就像一塊石頭，歷經打磨，光彩再現。腹輪打磨「身體鑽石」，使其更為光彩、更有價值、更多功能、更加完整。

腎上腺接近腎臟，其主要功能是調節腎功能及能量製造速度，因此源自身體的廢物可被排除。同時，腎上腺的另一個重要功能是保持能量製造的速度，因此能自然地維持及奠定健康。

● 第四脈輪：心輪

梵文名稱：ANAHAT。ANHA 意即「不受干擾的」、「持續的」。

位置：在胸膛中央。

對應身體部位：胸腺。

功能：胸腺位於心臟前面，當我們很小的時候該腺體較大，保持該尺寸直至十四歲，隨後，胸腺開始變小。該腺體負責疾病抵抗力，它是人體防禦機制的主要器官。我們攝取的食物或所居住的環境，可能將某些細菌、真菌、病毒或某些化學毒素等等吸入體內，它們導致感染、疾病，要時刻進行抵禦，修復感染所導致的損害。循環及免疫系統的工作必須始終持續、不受干擾，此即為何心輪被稱為 ANAHAT。

•第五脈輪：喉輪

梵文名稱：VISHUDDHA，意即「更新」。

位置：喉輪底部。

對應身體部位：甲狀腺、副甲狀腺。

功能：甲狀腺的主要功能是負責能量在體內的適量分配，因為一些器官所需能量相對較多，一些器官所需能量相對較少，比如心臟、肝臟等所需能量相對較多；皮膚、肌肉所需能量相對較少。因此，甲狀腺將給適當器官供給適當能量。

副甲狀腺的功能是負責吸收鈣質，使骨骼強壯。我們所吃的食物中，如香蕉、綠豆、菠菜、骨頭湯等均含有鈣質，副甲狀腺負責為骨骼從食物中吸收鈣質，使骨骼變得更強壯。

但是，當甲狀腺為各個器官供給能量時，能量也在每時每刻被消耗；同時，骨骼也每時每刻流失鈣質。因此，甲狀腺及副甲狀腺為身體再補給能量及鈣質，以替代老的細胞（更新）。身體每個細胞（除了腦細胞）所具有的壽命最長是一百二十天，一百二十天以後身體是全新的；因此老細胞使用能量完成其工作後就死亡了，身體通過尿液、糞便、頭髮、指甲、汗液、皮屑、身體排泄物等排除死亡細胞。通過供給持續適量的能量及鈣質，該脈輪幫助身體產生新細胞，因此每天都在更新身體的部分。

●第六脈輪：眉心輪

梵文名稱：ADNYA，意即「命令」。

位置：兩眉中心。

對應身體部位：松果體、杏仁核。

功能：杏仁核的功能是保持情緒學習能力，杏仁核被稱作恐懼、憤怒、憎恨、嫉妒等情緒之所。這兩個腺體共同控制著我們的日常活動。松果體負責保持身體生物時鐘或生理節奏，如睡覺／清醒週期，饑渴時間等等。松果體受擾將導致失眠、缺乏注意力及早衰。

●第七脈輪：頂輪

梵文名稱：SAHASTRAR，意即「千瓣蓮花」。

位置：頭頂部。

對應身體部位：前額葉及腦下垂體。

功能：前額葉是幸福及靈性之所，負責邏輯、理性、幸福、靈性。前額葉本質上是大腦向所有觀念及思想開放的部分，它是我們質疑一切的地方。如果該脈輪打開，意謂著前額葉向宇宙能量及整個宇宙打開，因此，我們能獲得一切智慧、幸福及合一。

腦下垂體也稱母腺體，因為它透過為其他所有腺體提供刺激性荷爾蒙，來控制所有其他腺體；它也為身體的正常生長產生生長激素。

脈輪平衡手印

來自大氣的能量從頂輪進入身體，流經身體通過所有脈輪，從手足掌流出身體。該能量由五個元素構成，人們認為當能量流經手掌時，每個元素流經一個特定手指。

當能量流經及進入身體時受到干擾，能量中心（或脈輪）開始變得靜止，這將導致健康問題。

通過手印的手指姿勢，我們能調節體內的特定元素，再創造健康的平衡與和諧。通過手指以特定方式彼此接觸及彎曲，調節特定元素的向外流動，藉此降低身體匱乏元素的流動，增強停滯元素的流動，因此，保持元素完美平衡，旨在獲得身心完美健康。

之前解釋過，練習手印將能調節能量的流動，這種能量流動的調節將逐漸使所有脈輪變得活躍，作用於身心完美健康。

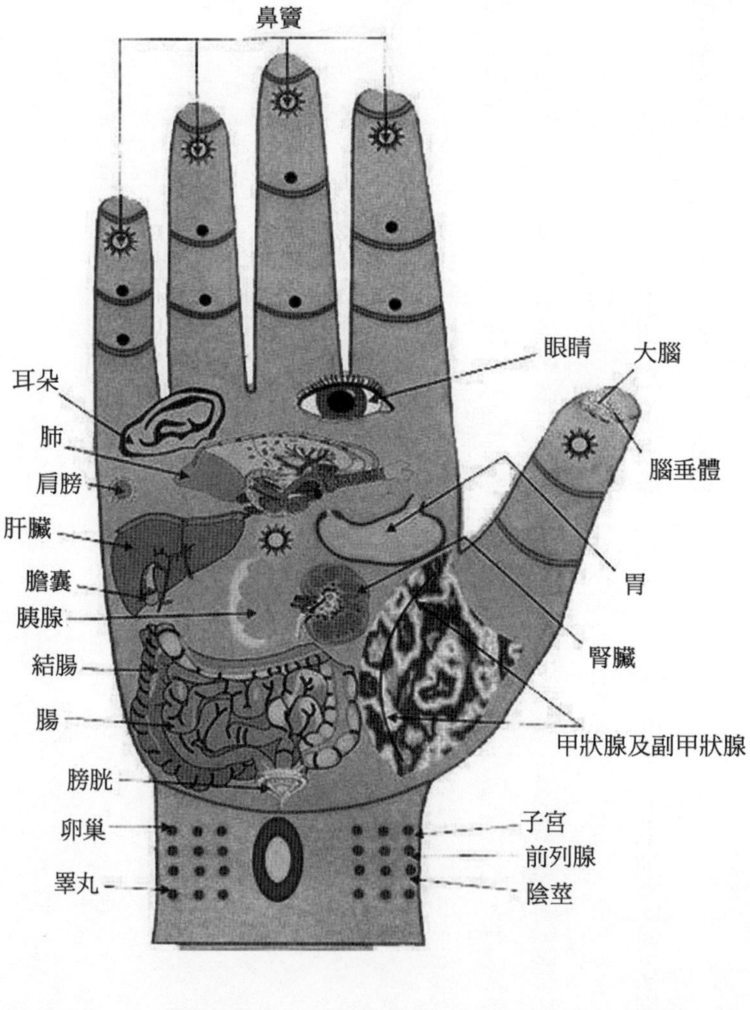
鼻竇
眼睛
大腦
耳朵
肺
腦垂體
肩膀
肝臟
胃
膽囊
胰腺
腎臟
結腸
腸
甲狀腺及副甲狀腺
膀胱
卵巢
子宮
前列腺
睪丸
陰莖

●指壓穴位及其對應內臟器官

在針壓法及反射療法中，相同原理用於啟動特定器官，通過對手指及手掌的神經末梢穴位施壓而起作用。

有趣的是，針壓法是中醫的一部分，把手指施壓在特定穴位，將調節及矯正流經經絡的能量，也基於類似療癒的原理，並容許身體自我療癒。根據針壓療法，人體所有內臟器官皆與手掌穴位對應，仿佛手掌就像全身的控制室。

這裡要注意的一個有趣點是，在指壓法中，通過拇指在特定穴位施壓，用火元素排除經絡中停滯的氣流，鞏固該穴位及其對應的器官。

神經末梢原理

手掌及手指是身體外部的末端。所有源自大腦的神經，通過身體每個器官、組織，終止於手指及手掌。這些神經攜帶源自大腦的脈衝，讓所有器官功能順利地互相配合，因此，每個器官運作和其他所有器官環環相扣，使身體成為一個綜合的、健康的、良好的運作存在。

神經通過器官，在手掌及手指上有一個特定終點。指尖含有一些身體最密集的神經末梢區域，是最大的觸覺回饋源，同時具有定位身體的能力。指尖大約有四千個神經末梢，故使手印如此有效，因為神經末梢與器官連接，可根據個人需要來影響、鬆弛、刺激或平衡它們。通過手印練習，任何（或所有）神經脈衝的不規律將被調節，以便讓一個及所有器官的運作順暢。

手印的目的及用途

在我小時候所讀的梵文典籍中，印象最深的是《吠陀經》之一的《阿闥婆吠陀》[2]中有段著名的梵文句子（見下方）：

意思是：「在這世界上，你若想從宇宙中獲得某種特殊能力，手印是使你吸引這種能力的最佳方式，沒有什麼比手印更能吸引宇宙力量賦予你此特殊能力。」

這種特殊能力究竟是什麼？當我們注視自己的身體及周圍，發現有很多內部及外部的力量與身體存在相互作用。身體不是永久性的東西，它成長、成熟、變老，最後它將消失。在這整個過程中，衰老本質上是身體系統的衰退，意謂著身體只是一個暫時現象，在衰退過程中，疾病與不適導致身體問題。人人皆想擁有的一個特殊能力是擁有健康的身心，雖然身體是暫時的，隨著時間而成長，但人人皆想過一種沒有痛苦、疾病、不適，頭腦清晰、沒有身心疾病的生活，在有限時間內盡享快樂與平靜。意謂

नास्ति मुद्रासमं किन्चित सिध्दम् क्षितिमंडले ।।

Naasti Mudrasamum Kinchit Siddham Kshitimandale.

著整個存在都在尋找良好的生命品質，宇宙藉由手印賜予人們維持良好生命品質的能力。

健康新發現：手印改善生活品質

那個歌頌自然的人唱到：「讓我的一切動作變成您的手印，讓我圍繞在您身邊，讓我的飲食變成對您的供奉，讓我的睡眠變成對您的禱告，讓我的一切行動及幸福變成對您崇拜的一部分。」意思是：當處於幸福狀態，我崇拜自然，因此自然接納我。阿育吠陀也將健康視作幸福及愛的狀態。這裡說的是不論我們做什麼，讓它成為獻給自然的幸福。

當人們在長期患病的情況下，重新獲得健康需要的時間相對較長，而手印在練習中即時發生效果。

之前說過，身體有七個能量中心，稱為脈輪，手掌是身體末端，能量從手指流出身體，每個手指是特定元素的出口。將手指控制在特定姿勢，或以特定方式讓手指彼此接觸，將干擾其當下能量的流出。

2 印度傳統醫學阿育吠陀即源於《阿闥婆吠陀》。

我們需了解，當下從手掌流出的能量並非處於最佳水準，意謂著疾病或不適可能存在體內。這種能量流動缺陷可能歸結為諸多原因，例如空氣污染、水污染、不健康的生活方式、不健康的飲食習慣、強烈的情緒（例如恐懼、憤怒、缺乏幸福感）等等。所有這些原因或任何其中原因，將使任何元素變強或變弱，引起任一脈輪或所有脈輪功能過度，或功能缺乏，導致流出手掌及手指的能量受到干擾。

現在，當我們開始練習一種特定的手印時，將在脈輪間創造一種特定的振動，保留所需的能量，排除不需要的能量，創造一種完美平衡。這種完美平衡因人而異，但其深遠影響對每個人都是相同的，它能提高免疫力。通過提高身體的自然免疫力，將使身體能夠抵抗所有及任何疾病的不適，同時也矯正體內每種東西的不足或過剩。因此，手印不僅防治某些健康問題，事實上也改善生命品質。

手印與其他治療並用

手印不干預任何其他治療，在練習手印時，若未諮詢你的專業保健顧問，不應停止任何其他主要治療。

不論個人是否在服藥（西藥、中藥、草藥或順勢療法藥物），即使正住院接受任何治療（例如食療，任何傳統的、現代的治療），繼續練習手印皆不會引起任何副作用。

事實上，手印將輔助所有治療取得更好更快的效果，手印配合任何其他治療，將縮短治療時間，使得康復更快。手印將提升其他治療的療效。

手印是一種很好的替代療法，不僅治療也預防疾病。手印非常有效，西醫也很好，但西醫是一把雙刃劍，它具有直接效果，但也具有副作用。西藥非常昂貴，而手印療法是免費的，手印是自然的、簡單而溫和的。同時，我們要了解手印不是主流治療，一旦我們開始練習手印，無須停止主要治療。手印是神奇的，儘管手印是微妙的治療，我們卻能毫不困難地重獲健康。手印練習不用藥，因此沒有化學反應，也不涉及超精密儀器。

手印可獨自練習，因此練習者是獨立的，無須依靠任何人治療。手印具有普遍適用性，人人皆可隨時隨地練習。手印對簡單或嚴重的疾病皆有幫助，個人可利用閒暇時間練習，以獲得良好健康。手印對新學者也非常有幫助，手印能幫助小孩，甚至精神失常的人，因此不存在信仰問題。

如何練習手印

所有年齡層的人（不論老幼）均可為自身益處而免費使用手印；不論任何性別、等級、團體，歡迎人人使用此神祕的科學方法以獲得完美健康。

手印可在坐著、站著、散步；清醒時、睡覺時；搭乘公車、計程車、捷運；看電視、在戲院看電影、與人談話時……各種時間及場所練習。

手印沒有任何硬性規定，無須特定的姿勢，任何人皆可隨時隨地練習。

為獲得最佳效果，需要遵守一些簡單規則。

- 手印應該雙手同時練習，單手練習也有益處，但益處有限。在此我們要了解的重點是：右手練習手印將影響左半邊身體，左手練習手印將影響右半邊身體；因此，雙手練習手印對整體健康更為有益。
- 當練習手印時，手指對彼此，或手指對手掌的的壓力應該很輕鬆，無須使勁施壓，其餘手指應該伸直並放鬆。謹記，手指彼此接觸是獲得良好結果的關鍵。
- 為獲得最佳益處，需用雙手練習任何一個（或所有）手印，每種手印至少練習三十分鐘。
- 剛開始練習手印時，連續時間可從十分鐘開始，逐漸增加至超過四十五分鐘。個人可增加連續時間為一小時，每天最多一至二次。
- 經常練習手印不僅使你更健康，也能預防疾病的發生，如果生病的話，練習手印將痊癒得更快。生病時，應毫不遲疑地針對自身狀況選擇手印練習。雖然我們建議手印練習時間為四十五分鐘至一小時，但虛弱或臥床不起的患者可盡其所能練習，即使連續時間短至一分鐘也有幫助。

- 為預防疾病、促進健康，日常練習選擇下述六種手印，每種練習十分鐘，即：知識手印、地手印、消化手印、生命力手印、專注手印及風手印。每個人每天皆可練習這些手印。
- 當為特定目的練習特定手印時，練習時間應該為三十至四十五分鐘。在時間容許的情況下，每日可練習數次。當問題得到控制後，手印應即停止。
- 療癒手印後隨著生命力手印。男性手印每次練習僅需十五分鐘。

第三章 認識基本五元素

風、火、地、水、空這五元素的和諧平衡，使萬物的開始及延續成為可能。大氣（或天氣）亦然，任何元素過剩或嚴重缺乏導致自然災害，比如火災、雨水過剩、乾旱、颶風、地震……等等。元素平衡是保證我們幸福及生存的關鍵。

構成人體的五元素

印度思想哲學家認為，人類存在是整體宇宙的縮影，由於宇宙由五個元素構成，因此我們的身體也由五個元素構成，即：地、水、火、風、空。

- **地元素**：鈣、鎂、磷等礦物質構成骨骼，其他一些礦物質使身體化學反應正常。這些礦物質是土壤及大地的很大部分。我們所吃的食物也是大地的產物，因為食物生長於大地。
- **水元素**：身體百分之六十五由水構成，它是身體的最大部分。水使身體由內到外保持清潔，水將毒素排出體外，為補充水分我們要喝很多水。
- **火元素**：火是隱藏（或潛在）能量的物理顯現。我們所吃的食物及所呼吸的空氣在體內產生火，稱為新陳代謝（或能量製造），該能量被用於日常活動。太陽系裡的生命力——太陽是一個火球，它的光（陽光）是我們賴以生存的一個重要部分。
- **風元素**：體內血液及液體運輸我們所呼吸的氣體，該氣體負責能量的生產及利用。我們需要呼吸空氣才能活下去。
- **空元素**：這是生命存在的最大部分。身體由原子構成，原子98％為空，2％為顆粒物質。因此，我們的身體內外擁有一個大空間，該空間使一切活動成為可能，要了解不論我們居於何處，我們的存在占據一定的空間。

所有這五個元素結合一起，使我們的存在更適應於生存，這五個元素的平衡使我們的免疫力（或疾病戰鬥力、自癒力）更強，因此我們能從周圍環境吸引所需的元素。

五指所代表的五元素

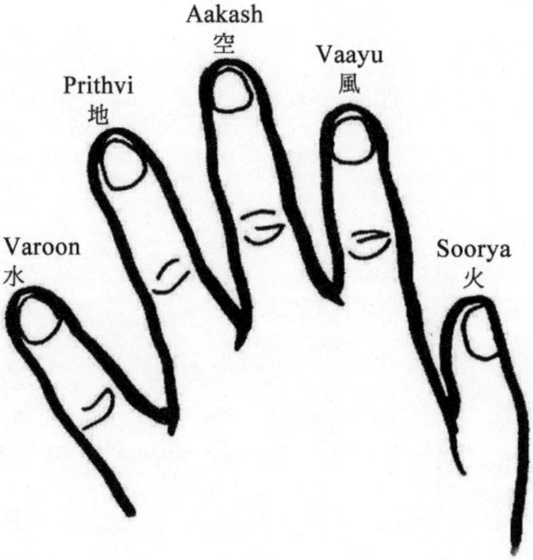

- 拇指（火）：拇指是特殊能量的象徵，該能量流經身體，卻不受我們自身條件的影響。拇指是意志力的象徵，該內在力量負責抉擇及幸福感。
- 食指（風）：食指被稱作指責的手指，是自我的象徵；所以我們用這個手指指責他人，它象徵著被有意識的頭腦所控制的能量。根據該元素特性，能量流經它產生膨脹。
- 中指（空）：中指象徵黑暗力量，被用於最病態的表達（比如用這個手指表達某人的糗事）。該手指僅被用於那些需要穩重及定力的手印，因為該元素有席捲的趨勢。
- 無名指（地）：無名指象徵靈性能量，非常接近自然。該能量及其元素具有內省及超然的趨勢。
- 小指（水）：小指被稱作謙卑的手指。它散發能量使才智及生意得以展現。其元素暗示著親和力，像水一樣可流向任何地方，獲得給予它的任何顏色及形狀。

五元素失調導致健康問題

所有這五個元素是構成身體的基本能量，自然已足量供給這些元素。體內五個元素的任何失調將導致健康問題，而五個元素的完美平衡，將增強及鞏固免疫力，使我們保持健康。

人體充滿許多神祕現象，自然使其非常獨立及完整。身體有保持自身健康的內在能力，也有生病時治療自身的能力。人體如此複雜、如此神祕，儘管科學已有高水準的進步，我們對於大腦及感覺器官仍然了解甚少。目前我們仍無法定義完美健康、疾病、不適，然而身體卻知道並能感覺且有能力進行矯正。舉例，當身體能量降低時，你突然想吃甜的東西，以彌補能量的充足供給；同樣地，當血壓降低時，你特別想吃辛辣及鹹的東西，它們能立即調節血壓。

在借助古印度手印術（學）踏上良好健康之旅前，讓我們試著了解我們是怎麼變得不健康及生病。

- 我們所吃的食物是供給身體的唯一來源，是身體維持運轉及利用能量的資源。當食物被玷污、污染，或錯誤的培植、儲存、烹調時，體內製造能量的利用也將被玷污及污染，導致身體功能降低、毒素累積，如此不僅危害身體，也堵塞體內能量通道。

- 由於食物是身體能量來源，同樣地，我們所呼吸的空氣，是體內新陳代謝（能量製造及利用過程）的點火器。空氣玷污及污染將影響到製造能量的品質，導致身體不適。
- 不健康的最重要原因，是我們不和諧的生活方式，比如不定時用餐、休息不足、不接納自己和工作，以及許多類似的事情，將使身體周圍產生負面能量，為不健康創造絕好的機會。

基本五元素手印

當我們研究宇宙初始至今五個元素的出現時，我們認識到這些元素相互作用的某些序列，雖然這些現象非常廣闊深遠，超出我們的有限理解力，但表面上看似乎如下：

一、初始，沒有任何元素，大爆炸突然出現，象徵火元素的突然迸發。
二、隨後，膨脹的空元素緊隨火元素而出現。
三、接著，亞原子粒子、原子形成，導致基礎氣體的形成，謂之風元素。
四、再接著，氣體冷凝形成恒星與行星，貌似地元素。
五、最後，大雨冷卻燃燒的行星，形成水元素。

元素出現的偶然性似乎類似地球的形成，在這些過量元素歸於平靜後，達到一定的平衡和諧，元素平衡似乎導致首個RNA分子的形成，生命開始出現於地球。

同樣地，如果我們依此研究孩子出生的生化過程，我們將看到類似的元素表現——創造生命的欲望之火使夫婦倆結合，在母親子宮拓展空間以孕育寶寶，從單細胞形成身體，以水環繞其周圍，保護及餵養它直至出生。

有趣的是，在印度當有人去世時，我們如此解釋：「他／她現在沒於五行」，意即身體的五個元素現在瓦解了。

由於所有五個元素的和諧平衡，使萬物的開始及延續成為可能。大氣（或天氣）亦然，任何元素過剩或嚴重缺乏導致自然災害，比如火災、雨水過剩、乾旱、颶風、地震……等等。看來，元素平衡是保證我們幸福及生存的關鍵。

健康亦然，它是我們的內在幸福感。如之前所說，身體也由五個元素構成，任何不平衡導致體內災難，手印是避免及迅速調節不平衡的最簡捷方法。

本書將逐一介紹特別用於調節體內元素的手印。

地元素——地手印（Prithvi）

Prithvi的含義

Prithvi是「地」的意思。

練習方法：**參見第236頁**

說明

地元素是身體組織（例如骨骼、軟骨、皮膚、頭髮、指甲、肌肉、筋及內臟器官）的重要組成部分。

該手印能矯正體內地元素不平衡，通過地、火元素通道的接觸，我們創造兩者的平衡。由於地充滿礦物質及金屬而不被火降服，火也能燃燒地的主要部分，因此，通過該手印，虛弱的地元素將被鞏固。由於火、地元素具有彼此相對的特性，該手印可冷卻身體並降火，有助於克服發燒發炎導致的消瘦。

益處

- 地手印對整體健康非常有效。
- 太瘦想增肥的人，通過此手印將獲得良好效果。
- 能改善身體輪廓。
- 對內心的影響更勝於對身體的影響，經常練習該手印將使人具有同情心。

▼帶來個人思維模式的根本變化，可將守財奴轉化為慷慨者。

水元素——水手印（Varoon）

● **Varoon的含義**

Varoon是「水／雨水／下雨」的意思。

● **練習方法：參見第238頁**

● **說明**

身體約百分之六十五為水。水手印矯正體內水元素失調，使體內水元素平衡。水手印影響水代謝，有助於給細胞、組織、肌肉、皮膚、關節、軟骨等補充水分。水元素與味覺有關，水手印可克服味覺喪失及口乾等失調。

● **益處**

▼水手印能祛除身體乾燥，解決乾眼症、消化道黏液不足、乾咳等問題。

▼皮膚乾燥導致龜裂、乾性濕疹、牛皮癬，水手印能使皮膚柔軟、光亮、美麗，能解決燒傷、粉刺、發癢等皮膚病。

▼解決尿液過多（或過少）的問題。

- 解決出汗過多（或過少）問題。
- 化解溺水恐懼。
- 消除身體任何部分（或器官）腫脹。
- 對關節軟骨退化、骨關節炎、貧血、痙攣有幫助。
- 對荷爾蒙缺乏有幫助。
- 有利於清除血液中的雜質。
- 有助於保持年輕狀態。

火元素——太陽手印（Soorya）

● Soorya的含義

Soorya是「太陽」的意思。

● 練習方法：**參見第240頁**

● 說明

在太陽手印中，我們將地元素的外流通道置於幾乎所有手指底下，讓所有元素幫助降低過剩的地元素，所以該手印有助於減輕體重。

太陽手印降低地元素，增強火元素，像太陽般在體內產生熱量。火元素與體溫及新陳代謝有關。練習太陽手印有助於保持體溫及讓新陳代謝處於最佳水準。火元素也與視力有關，因此，太陽手印鞏固眼睛並改善視力。

● **益處**

- 甲狀腺不活躍，導致新陳代謝緩慢、肥胖、體重逐漸增加。太陽手印在減輕體重的同時也減輕心理壓力。
- 太陽手印可治療異常低體溫、怕冷、發抖、少汗的問題。
- 消除缺乏胃口、消化不良及便祕問題。
- 降低高血脂。
- 改善眼睛問題。

風元素——風手印（Vaayu）

● **Vaayu 的含義**

Vaayu 是「風／空氣」的意思。

● **練習方法：****參見第242頁**

● **說明**

由於飲食或生活習慣導致體內風元素增加，諸多擾亂由此滋生。為減少風元素，練習風手印能獲得平衡。

在風手印中，通過食指指尖與拇指根部接觸，在此略微施壓，從兩手排除多餘的風元素；通過將風元素出口置於火元素出口底部，讓火消耗風元素，從而排除多餘的風元素。

根據中醫指壓原理，壓迫靠近拇指根部的胃穴位，刺激其功能。過剩的風將減少，血液循環改善，身體很多部位的疼痛開始減輕。故風元素失調所導致的問題（例如胃炎、胃酸、關節痛等）得到矯正。

● **益處**

風手印可矯正體內風元素的過剩及失調，因此與風元素相關的所有健康問題將得以治療。

- 胃炎。
- 胃酸過多。
- 腸胃脹氣。
- 消化不良。
- 餐前或餐後飽脹感。

- 各種原因導致的胃痛，例如抬稍重的東西匆忙上下樓梯、吃得太多、恐懼等等。
- 風手印極有益於下列原因導致的關節痛：空氣寒冷導致關節痛、年老導致關節痛、風濕性關節痛。依下列次序練習下述手印能減輕關節痛：風手印十五分鐘，水手印十五分鐘，生命力手印十五分鐘。
- 風手印對坐姿或睡姿不良所導致的脖子僵硬、脖子疼、後背痛、膝關節痛等，效果極佳。
- 如果不安感或氣形成時立即練習風手印，這些問題可得到解決。
- 解決打呵欠、打飽嗝問題。
- 風手印對風類疾病（例如帕金森氏症、坐骨神經痛、癱瘓、頸椎炎、膝蓋痛）有幫助。

空元素——天空手印（Aakash）

● Aakash的含義

Aakash是「天空」的意思。

● 練習方法：**參見第244頁**

說明

天空手印通過空元素及火元素通道的接觸，平衡體內空元素。有趣的是，天空手印消耗火元素而非空元素，反而提升空元素。火消耗萬物而釋放能量膨脹空氣，創建更多空間。因此，天空手印減輕由於空元素減少所導致的問題，例如心跳加速、呼吸困難、恐懼等。

益處

- 中指與心肌有特殊連接，故天空手印將有利於調節心跳。
- 減輕呼吸困難。
- 化解莫名恐懼。
- 天空手印能快速解決打呵欠時下頜卡住的問題。
- 耳朵進風或水，導致聽力困難，或只聽見回聲，聽不見真實聲音，通過天空手印能很快得到改善。

特別提示

✧ 每日將半杯水混合半杯牛奶煮沸，然後添加半茶匙薑黃粉，放到室溫後飲用，將提高身體免疫力，並使皮膚光亮。

第四章

維持能量的平衡

人類身體是自然的一部分，身體作為宇宙的微觀縮影，當它運轉如設計般那樣完美時，即能保持完全的健康。身體始終試圖保持完全健康，運用其內在自癒力、自我調節能力，努力達到體內完全平衡。

一、阿育吠陀的起源

「阿育吠陀」（Ayurveda）是「生命科學」的意思，Ayu是「生命長壽」的意思，Veda是「知識」或「方法」的意思。阿育吠陀是現今地球上最古老的整體健康保健體系，它於五千年前在印度著述於文字，阿育吠陀典籍涉及身心方面，在著述成文字前，這療癒體系的古老智慧是「普遍的生活方式」（Sanaatana Dharma）中靈性傳統的一部份，在此我想指出Dharma常被詮釋為宗教是不對的，Dharma的實際詮釋是「生活方式」，Sanaatana意思是「無始無終的靈性存有」，我們所謂的無限空間（Infinite Space）——宇宙。

人們相信史前時代的著名聖人吠陀．維亞薩（Veda Vyasa）是天神轉世，他將阿育吠陀的完整知識及自我覺悟的直接靈性洞見付諸文字，稱為《吠陀經》及吠陀文獻。

最初有四部主要的靈性典籍，包括在健康、占星術、靈性、商業、政府、軍隊、詩歌、精神生活及行為等其他主題裡。這些書籍被稱作四部《吠陀經》，即《梨俱吠陀》、《娑摩吠陀》、《耶柔吠陀》、《阿闥婆吠陀》。

《梨俱吠陀》以詩歌體描述存在的本質，是印歐語系中留存最古老的書籍，起源於西元前三千多年。《梨俱吠陀》指的是宇宙學，稱作數論派哲學[1]。數論派哲學談論普茹夏及普茹克瑞提，與中醫的陰陽類似；也談論基於阿育吠陀及瑜伽兩者基礎的宏觀世界（Mahat）及宏觀世界的微觀表現（Aham）的宇宙原理，它包含健康及疾病的本質、病理及治療原理的詩句。在《梨俱吠陀》中可見瓦塔（Vata）、皮塔（Pitta）、卡法（Kapha）三能量的討論，治療身心疾病及獲得長壽的草藥及香料。《阿闥婆吠陀》列有阿育吠陀的八個分支：內科、頭頸手術、眼耳鼻咽喉科、外科、毒物學、精神病學、小兒科、老年病學、生育學。

吠陀先賢們從吠陀典籍中，將與阿育吠陀有關內容單獨集結成書，其中一部稱作《阿提耶集》（*Atreya Samhita*）是世界最古老的醫學書籍。吠陀婆羅門不僅是宗教儀式及慶典的祭司，也成為阿育吠陀醫師（Vaidyas），那時的先賢——內科醫生、外科醫生是深深奉獻的聖人，他們將健康視作靈性生活的組成部分。據說他們在喜馬拉雅山脈冥想時，通過直接認知接受阿育吠陀培訓；換言之，治療、預防、長壽、外科的各種方法的運用知識來自神的啟示，沒有試驗及傷害動物。這些天啟從口頭傳承轉化為書籍形式，穿插在生命和靈性的其他方面。阿育吠陀中最引人入勝的是草藥的運用、食物、香料、芳香、寶石、顏色、瑜伽、唱頌、生活方式及外科手術。因此，阿育吠陀在印度成為備受尊崇及廣泛運用的治療體系。

1 數論派哲學（Sankhya Darshan），意即「自我覺悟的知識或科學」。

二、阿育吠陀的療癒理念

● 個體唯一性

阿育吠陀將每個人視作唯一的個體，身心體質唯一，生活環境唯一，不論在運用自然治療手段或日常生活建議方面，這些因素都必須被考慮到。這種觀念亦與現代科學一致，即個人的DNA在宇宙中是唯一的。

阿育吠陀認為每個人的體質具有唯一性，所以針對個人的健康處方也必須個性化。為了獲得健康，需要食用利於身體類型的特定食物，避免其他食物。運動計畫也必須是個性化的。體質決定了個人——身體、個性，與他人的關係。理解這些，我們便能了解健康所需。

● 與自然和諧，發展完全健康

阿育吠陀提出，在個人生活中怎樣與自然、自然法則與節奏相和諧的洞見。在實踐方面，它能智慧調節膳食及日常作息的特別指導、壓力管理技巧、增強健康及機警的練習，幫助我們控制自己的生活，以獲得煥然一新的健康。

阿育吠陀的核心目標，是達到一種個人、社會及環境的完美健康狀態——每個男性及女性內在平衡，外在與環境及自然法則和諧。

阿育吠陀認為自然充滿智慧，智慧法則支配著生命的成長。的確，自然法則調節萬物，小至旋轉原子的微觀世界，大至星系。

人體自我調節機制及平衡

人類身體是自然的一部分，身體作為宇宙的微觀縮影，當它運轉得如設計般那樣完美時，即能保持完全的健康。身體始終試圖保持完全健康，運用其內在自癒力、自我調節能力，努力達到體內完全平衡。但是我們不斷對其進行干預。

自然為我們提供了完全健康的所有條件。健康是我們的自然狀態，不健康是不自然狀態。理論上而言，身體系統每天暴露在數百萬計的細菌、病毒、過敏原、致癌物中，而免疫力具有應對那些入侵物的智慧及技巧，它使身體保持健康。然而，當壓力、營養不良或疲勞削弱免疫系統，同樣的入侵物亦可導致疾病。

身體每秒鐘調節數千次變化參數，使我們保持體內的平衡狀態。不論什麼情況打破平衡，身體知道它自己的本性，知道什麼是理想的體溫，及需保持的正確化學作用，它不斷參照藍本來維持適當平衡。

自性的概念

阿育吠陀稱我們本性的核心為自性（Self），它是我們存在的中心及軸心，是我們多元化生活的真正核心。思想、感覺、說話、行動、關係全源於此，並深植在個性中。個人及人際行為的整個領域通過自我參照過程，或內觀體驗，可以自發地提高。它類似於自然的過程，通過灌溉樹根，所有的枝幹、葉、花、果實等同時被滋潤。

自性能直接體會，體會到它的人發現它深深的平和，也內蘊創造力、智慧、幸福，洋溢在生命的各階段。

三種督夏：瓦塔、皮塔、卡法

阿育吠陀識別並傳播體內的三種基礎生命力量，也被稱為三種身體功能傾向：瓦塔、皮塔、卡法，分別對應風、火、水三種元素。

阿育吠陀稱身體功能傾向為「督夏」（Dosha），意即變暗、損壞或導致東西腐爛。督夏失調是導致疾病過程的病因。

每種督夏存在於一種元素裡，該元素作為其顯現的介質、容器或持有者。

瓦塔（Vata）

瓦塔是生物風功能傾向（或風），這意謂著瓦塔負責移動東西，它是其他兩種督夏背後的動力，除非有瓦塔，否則其他兩種督夏無法自己移動。瓦塔支配感官、精神平衡及方向，促進心理適應力及理解力。

瓦塔——風包含在空間，它位於體內空間，並充滿精微的通道；像風一樣存在大氣中，大氣基本上是一個讓風存在的空間。

瓦塔支配呼吸、眼皮眨動、肌肉及組織運動、心臟脈搏、所有的擴張及收縮、細胞質及細胞膜的運動，神經細胞的單脈衝運動。瓦塔也支配這類感覺及情緒，比如新鮮感、神經緊張、恐懼、焦慮、痛苦、震顫及痙攣。瓦塔在體內位於結腸，它也存在於臀部、大腿、耳朵、骨骼、大腸、骨盆腔及皮膚。它與觸覺有關。如果身體瓦塔過剩，它將累積在上述區域。

皮塔（Pitta）

皮塔是生物火功能傾向，也稱為膽汁，意謂著它消化東西，負責體內所有化學及新陳代謝轉化。它也支配我們看待現實世界及理解事物本來面目的能力。

皮塔，火以油（或酸）的形式存在於體內，導致體內燒灼。像熔岩作為流火存於大地。

皮塔支配消化、吸收、同化、營養、新陳代謝、體溫、膚色、眼睛光澤、智力及理解力。心理上，皮塔引起憤怒、憎恨及嫉妒。小腸、胃、汗腺、血液、脂肪、眼睛及皮膚是皮塔的所在地。

卡法（Kapha）

卡法是生物水能量，也稱為粘液，意謂著它將東西粘在一起。它供給物質，支援及形成身體組織。它提供情感上的支援，與積極情感特質有關，比如愛、慈悲、謙虛、耐心、寬恕。

卡法，水作為身體的最大成分存在，身體的百分之六十五是水，百分之三十五是固體，正如大地一樣，大地構成也是同樣比例。

這些督夏的任何不平衡，導致體內疾病形成。

卡法結合體內元素，為身體結構提供物質，保持身體抵抗力。水是卡法的主要成分，這種身體水分在生理上負責體內生物力量及自然組織抵抗力。卡法潤滑關節，提供皮膚水分，有助於傷口癒合，填充體內空間，提供生物力量、生命力及穩定力；支援記憶持久力，為心臟及肺部提供能量，保持免疫力。卡法存在於胸部、喉輪、頭部、鼻竇、鼻子、嘴巴、胃部、關節、細胞質、血漿中，是身體液態分泌物（例如黏液）。心理上，卡法負責依附感、貪婪、長期嫉妒的情緒。它也傾向冷靜、寬恕和愛的表達。胸部是卡法的所在地。

三督夏平衡意謂著健康

每個人（或生物）包含上述所有三種督夏。然而，三種督夏傾向的比例因人而異，通常以一種或兩種督夏占主導。在每個人體內，督夏持續與另一種督夏及自然中的所有能量相互作用。這解釋了為什麼人們有很多共同性，但也有無窮的個體差異，體現在他們對行為及環境的反應不同。阿育吠陀認識到不同食物、味道、顏色、聲音對能量有不同影響。舉例，熱及辛辣刺激皮塔；冷、清淡食物，例如沙拉，使皮塔平靜。這種影響能量的能力是阿育吠陀實踐及治療的基礎。

在此，我們需要了解，我們所吃的食物對能量有很大影響，任何特定類型或特定滋味的食物過剩，將成為導致能量不平衡的因素。

為獲得健康，必須保持這三種督夏的平衡。三種督夏共同支配所有新陳代謝活動。當它們作用於身心體質平衡，我們就能體會到生理及心理的安逸。而當它們稍不平衡，我們可能感覺不安。當它們明顯失衡，一個或更多的能量影響過度或缺乏，我們將觀察及體會到生病的症狀。

在此，我想分享一件小事，關於我們該如何思考，不要陷入外部享樂，能保持能量的完美平衡，有助於個人通往自我覺悟之路。

一九九二年我應邀參加一個朋友姊姊的婚禮。在印度有這種傳統，即每逢這類喜慶場合，附近叢林裡的聖人及雲遊的修行者（或蘇菲行者）皆被邀請來為新婚夫婦賜福，並分享婚禮特供的食物。

我在那裡遇到一位其貌不揚的修行者，他沒穿修行者的傳統服裝，只穿著簡單的白衣白褲。當我們開始交談後，我發現他是一個非常有趣的人，他離開了自己的家庭及巨額財富，一直未婚，總在雲遊。他告訴我，他正在森林裡尋找一處完美地點來建一個適宜居住的小木屋，他不想花錢，他也沒錢。

我們坐在一起飲食的時候，我才發現他的真正個性。我們的盤子裡堆滿了各種吃的：甜食、米飯、麵包、各種味道的蔬菜、牛奶、優酪乳等等，懷著極大享受吃著口感細膩的各種菜肴；而這位修行者將甜的、酸的、辣的等等所有的東西混在一起，做成一種單一的食物，不動聲色地吃著，絕不浪費任何食物。我問他這麼吃的原因，他說：「吃東西只是為了保持身體健康而已，但挑食將導致能量不平衡，我也不想產生對不同味道的回憶，因此我不會比較食物或膳食，沖淡我修行之路的注意力。」

他的做法令我大開眼界，因為我知道偏愛不同味道產生不同消化酶，提高某些元素或某些能量，將埋下疾病的種子；同時，對某種食物的記憶，使人總是忙著找類似食物。

這件小事幫助我接受任何食物，我因而變得不太挑食。

有關瓦塔的手印

瓦塔由風、空元素組成，這兩種元素的任何過剩，將提高此督夏傾向，導致健康問題，比如：

- 經常感到擔心、焦慮及不知所措。

- 懷疑自己，感到不安全。
- 難以入睡，或經常醒來。
- 醒來精疲力竭。
- 經常忘記吃飯，最後想起來時感到餓不可耐。
- 難以坐直及放鬆。
- 皮膚及頭髮乾燥。
- 經常脹氣、腫脹、打嗝。
- 便祕。
- 頭痛。
- 背脊僵硬。
- 骨骼虛弱等等。

調整膳食及生活習慣，連同下列兩個手印將對此非常有幫助。

風手印（Vaayu）

● **Vaayu的含義**

Vaayu是「風／空氣」的意思。

● **練習方法：****參見第242頁**

● **說明**

該手印通過將食指放置於拇指根部，降低風元素，有助於減少瓦塔過剩。

天空手印（Aakash）

● **Aakash的含義**

Aakash是「天空」的意思。

● **練習方法：****參見第244頁**

● **說明**

該手印平衡空、火元素，也輕微控制皮塔，由於它在空元素中擴散火元素，以更微妙的方式減少多餘的瓦塔。

有關皮塔的手印

皮塔由火、水元素組成。任何這兩個元素的過剩，將提高體內皮塔，導致下列健康問題：

- 眼睛發紅，白內障。
- 感覺體內過熱。
- 往往大便溏泄、腹瀉。
- 胃酸過多，消化系統潰瘍，胸部及身體燒灼感。
- 皮膚問題，例如發紅、發熱、粉刺、皮膚皮疹。
- 喉嚨痛，甲狀腺問題。
- 肥胖及糖尿病。
- 腎功能不全。
- 血液病，例如感染及發燒。

皮塔能量的主要症狀是發熱，在夏天及炎熱的天氣最嚴重。

平衡皮塔能量，連同下列兩個簡單手印，將有助於使身體皮塔能量處於平衡狀態。

太陽手印（Soorya）

- **Soorya的含義**

  Soorya是「太陽」的意思。

- **練習方法：****參見第240頁**

  無名指（代表地元素）接觸掌心大、小魚際之間，用拇指給折疊的無名指略為施壓。其餘手指舒服地伸直且排列成行。

- **說明**

  正如我們所看到，皮塔能量具有火元素的強大影響，火需要固體物件以施加其影響，即體內地元素。在此，將無名指彎曲至掌心，增強地元素，將拇指放置在無名指減少火元素，它與地元素相互影響，減少體內火元素。降低皮塔將有助於處理由其所導致的幾乎所有問題。

水手印（Varoon）

- **Varoon的含義**

  Varoon是「水／雨水／下雨」的意思。

- **練習方法：參見第238頁**
- **說明**
  水手印通過水、火元素結合，也降低火元素。一旦火元素降低，皮塔得以糾正，其連帶所有問題將減輕。

有關卡法的手印

卡法能量由體內水、地元素組成，這些元素的任何增強將導致卡法提高，其連帶健康問題如下：

- 胸悶。
- 痰多、咳嗽、感冒、哮喘類肺部問題。
- 消化緩慢。
- 關節腫脹，水過量及腫脹。
- 卡法的主要症狀是阻塞。

卡法在冬天及早春最嚴重。它的一些症狀（比如感冒）出現在晚春，當天氣暖和，「融化」冬天累積的卡法及毒素。寒冷氣候、缺乏鍛鍊、睡得太多、吃得太多、吃粘液狀食物（比如乳製品）、吃難消化的食物（例如肉類、小麥及乾果）、吃甜食（例如麵包、蛋糕、糕點、巧克力等等）、活動力缺乏及懶惰也會使其加重。

在根據季節改變食物及其他治療措施的同時，練習下列兩個手印，有助於化解卡法功能傾向的惡化。

水手印（Varoon）

- **Varoon的含義**

Varoon是「水／雨水／下雨」的意思。

- **練習方法：****參見第238頁**

- **說明**

在水手印中，由於水元素而降低火元素，也由於火元素而降低水元素，水元素是粘液的主要部分，水元素的降低有助於減輕所有關節及身體器官裡的粘液及堵塞。

地手印（Prithvi）

Prithvi的含義

Prithvi是「地」的意思。

練習方法：**參見第236頁**

說明

地元素是增強卡法能量的其他元素，通過與水元素的結合形成粘液。在該手印中，通過將火、地元素接觸，我們試圖降低地元素，由於這個原理，地手印對普通感冒、鼻子問題有幫助，因卡法負責體內運動，故能增加體內能量流動。

兩個平衡督夏的特定手印

很多時候，健康問題如此複雜，難於判斷屬於哪個督夏增強而導致的健康問題，除非諮詢阿育吠陀專家。對於這類問題，我們有兩個特定手印，它們將有助於創造所有三種督夏的平衡。

生命力手印（Praana）

- **Praana的含義**

Praana是「生命力」或「氣」的意思。

- **練習方法：參見第264頁**

- **說明**

正如我們所知，卡法能量增強的主要問題是阻塞，由於粘液增多導致運動減慢（血液運動、心肌運動、肺運動或關節運動）。缺乏自由運動降低新陳代謝速度，降低體內能量製造及能量流動，這反過來降低身體的免疫力。

生命力手印通過所有三個能量的三個重要元素（水、地、火）的結合，產生一種平衡。雖然這三個元素主要對應於皮塔及卡法督夏，但通過平衡這三個元素，我們也為風元素創造足夠空間。

生命力手印提高因三督夏不平衡而變得停滯的體內重要能量（或氣），創造其最佳流動，提高免疫力，減輕虛弱，有助於控制糖尿病。

龜手印（Kurma）

這是一個非常特殊的手印。我在非常仔細地研究三督夏及其對應影響的五元素後，設計了這個手印。在設計這個手印時，其設計靈感來自中國功夫的簡單學習原則，我觀察到多數功夫運動或防守技術都源於自然，不論它是小草、水流、空氣或任何動物（比如老虎、公雞、螞蟻、蠍子或蜈蚣等等）。

當我研究三督夏不平衡的影響時，注意到一件明顯的事情，它破壞身心的平靜，導致混亂。然後，我試圖研究自然及其動物，它們服從於這三督夏，我發現，最平靜的動物似乎完全不捲入其周圍的混亂，牠畏縮於任何危險，不顯示任何進攻性，活得更久，是我們世界最古老的物種之一，這美麗的動物就是——烏龜，梵語稱之為Kurma。

Kurma的含義

Kurma是「烏龜、海龜」的意思。

練習方法：參見第306頁

說明

在龜手印中，雙手相同手指及其對應元素試圖彼此影響，舉例，一隻手的食指指尖（風元素）放置在另一隻手的食指（風元素）及中指（空元素）之間的根部，試圖控制風及空元素的增長。

同理，雙手的四個手指試圖控制體內元素的增長。拇指平行接觸，指尖不接觸，讓火元素無任何障礙逃逸。因此，全部手指試圖創造所有元素的微妙平衡，三種能量皆處在和諧及平衡狀態。阿育吠陀認為，整個健康問題、疾病及不適，歸結於一個或兩個能量不平衡或能量的增強，龜手印對任何健康問題皆有益。

第二部

應用篇

第五章

預防疾病的手印

在這世界上，你若想從宇宙中獲得某種特殊能力，手印將是使你吸引這種能力的最佳方式，沒有什麼比手印更能吸引宇宙力量賦予你此等特殊能力。

什麼是健康？

在古印度，智者對健康及社會問題的預防給予高度重視，因此，手印療法及花香療法即便在現代也具有重要意義。

雖然現代醫學在世界範圍內根除了許多威脅生命的疾病，預防了人類早死，而在都市生活中，我們的健康及保持良好健康的需求已被拋到腦後，努力不懈以獲取更多物質享受，變成每個人的驅動力。激烈的競爭及對個人需求漫不經心，已引發諸多健康問題，而處理這些問題預防勝於治療。

治療及治癒任何健康問題，不論普通感冒或癌症，不僅變得非常昂貴，還對身體、日常生活及工作產生很多不良影響，而預防卻分文不花，無非是每天占用幾分鐘時間而已。

我們面臨的一個最大健康問題是缺乏免疫力，這歸結於很多原因，例如空氣、水、食物、噪音污染；缺乏適當睡眠、不衛生的公共設施、不關心個人衛生等等。

如果我們對自己的生活方式及一些預防措施稍加關注的話，那麼我們就能避免超過百分之九十的健康問題，這能大大改善我們的生命品質。

因此，懇請人們關注這裡的預防手印和提醒，享受生活的美麗及健康。

健康及生命的概念，是彼此密切相關的，這兩個概念並非任何語言所能精確定義。健康的實際含義取決於個人的生活觀念，它與整體環境有關，此觀念隨著文化及時間的變化而改變。整體環境包括個人、社會及生態條件，它們支配著個人的日常生活。

我們要明白沒有疾病並不意謂著健康。我們的存在是身心的結合，心靈是存在的思維部分，而身體是存在的學習及體力活動部分。身心的和諧互動是健康的首要基本原則，它不是兩者間的平衡，因為我們不能將身心視作分離的個體，而應將其作為一個身心動態相互影響的綜合整體。身心相互影響和諧時，意謂著健康；缺乏和諧，意謂著不健康。

儘管所有人類的文明，在歷史的不同階段中，存在著文化、社會、心理上的差異，但良好健康的基礎從來都是相同的。幸福是健康的關鍵；悲傷、痛苦、憤怒等情緒是導致不健康的根源。

幸福與健康是彼此的泉源及補給，幸福帶來良好的健康，而良好的健康滋生更多幸福，此良性循環相互增長。

健康不可能通過每天服用藥丸或遵循一些嚴格的制約就能獲得，而通過理解健康及幸福的含義，健康和諧的狀態可以保持。不但要理解，還要將這份理解運用於日常生活，這是健康的關鍵。

心靈的呵護可通過思維方式來實現，而身體的呵護可通過食物、清潔、睡眠、休息等實現。

疾病與不適的根源

相比較於健康，疾病更易於定義及理解。疾病是由感染或損傷導致身體的任何（或多個）器官功能擾亂。疾病與不適是不同的，不適是極個人的現象，而疾病則是生理及社會現象。疾病的概念可包括不適或痛苦，它可能不是源自體內的病理變化。疾病與不適的一個主要區別是：疾病也常被他人感覺到，可根據它對人群的影響來測量，舉例來說，感冒及咳嗽是病毒導致的疾病，是可見的，能在人群中傳播；而不適是由病毒所引起的極個人化的疼痛、痛苦及困擾。

個人可能患有嚴重的疾病，例如高血壓，但不感到疼痛、痛苦或不舒服，因此這不是不適。同樣地，個人可能患有歇斯底里症或心理問題的極端不適，而身體上沒有病理變化測量的疾病證據。

免疫力下降，或疾病抵抗力及自癒力的缺乏與降低，是所有疾病或不適的根源。讓我們來看看免疫力怎樣降低。

導致免疫力下降的主要原因是，體內毒素（污染物）的累積，它干擾內臟器官的正常功能，干擾荷爾蒙平衡，干擾體內一切有益的生化反應。

由於這些毒素導致免疫力（或疾病抵抗力）下降，自癒系統工作變得很慢，身體功能無法處於最佳水準。在這種情況下，空氣、水、食物中的細菌、寄生蟲、病毒，更易進入體內生存及繁殖，我們稱之為感染或疾病，它導致諸多不適。

看似不適的好轉反應

康復的危險跡象是當身體試圖自然自癒時出現的現象，我們常將其作為疾病（或不適）的症狀，錯誤地用藥物來治療。

舉例而言，當我們不知不覺吃了有害的東西，身體因其是毒素而不需要它，然後免疫系統及自癒力產生嘔吐，以便將有毒物質排出體外，因此它對身體將不會造成更大危害，而通常我們卻對嘔吐（身體康復反應）進行治療。

在針對嘔吐的不必要治療後，由於治療嘔吐的藥抑制了身體排出毒素，有毒物質進入腸道，然後身體的康復力產生腹瀉反應，這又是將毒素排出體外的復元反應，但我們又治療腹瀉，導致對身體的更多危害，這就是所謂的治療。

類似地，當身體被細菌、寄生蟲或病菌感染，身體產生更多熱量以使這些抗原不活動，此熱量稱為發燒。

這些身體的反應或康復反應，被稱為康復的危險跡象。當然，對於嚴重情況應該採取治療，但最好治療疾病本身，而非治療康復反應。

食物在康復中的作用

食物是身體獲取營養及能量的唯一主要來源。不論我們吃什麼，其精髓部分被混合在腸道內的血液中，將被輸送到身體的各個系統、器官、細胞，借助呼吸的氧而被燃燒，為細胞、器官或系統製造能量，未使用的能量將被儲存以備後用。

該能量使我們能工作、呼吸、生存，是使身體功能處於最佳水準的力量，也使免疫力、疾病抵抗力、自癒力的功能處於最佳水準，因此我們不會生病，假如生病，身體也能照顧好自己。

所以，吃錯了食物可使我們生病及不適，而正確的食物可使我們健康。

● **健康飲食習慣提示**

- 餓時才吃。
- 不要吃得過飽。
- 吃的時候細嚼慢嚥。
- 吃時面帶微笑。
- 避免食用過多辣椒、鹽及糖。
- 多吃水果而不是果汁，因為水果中的纖維對健康非常重要。
- 多喝水，它有助於通過尿液排出所有毒素。
- 每餐後喝些優酪乳非常有利於消化及從腸道排毒。
- 吃你喜歡的食物，順從你的食慾，但別吃撐。少吃點，讓你的身體恰當地處理及利用食物。

休息及睡眠的重要性

「睡眠是使心保持警覺及平靜的動力。每個夜晚、每次打盹，睡眠為大腦的電池重新充電。睡眠將增加大腦能量，就像舉重塑造強健肌肉一樣，因為睡眠將提高注意力，使身體放鬆，同時精神警覺。使人處於最佳狀態。」

全世界的藥物研究及修行教導證實：充足的休息及睡眠對身心絕對必要；它有利於心臟、動脈、血糖、免疫系統、皮膚及所有器官的良好功能。在白天，身體必須工作及使用其製造的最大能量，在一天的過程中，許多細胞被消耗掉。我們要理解，在一般的生活方式下，白天我們損耗自己，消耗能量及身體的速度快過其恢復速度。晚上則相反，當我們睡覺時，身體能在休息中恢復。假如休息及睡眠時間不足，恢復過程將被削弱，直至最後導致早衰、疾病及早逝。

最佳睡眠時間

這裡是針對身心恢復的最佳睡眠指導：

午夜前遠比午夜後更有利於修復與恢復。一些專家相信，晚上有兩、三個時段更有益於身心恢復。午夜後的時間不利於恢復，因為地球的能量隨著新的一天的開始而轉移，這帶來強大的太陽能量，往往導致很多人睡眠變淺。

什麼時間睡覺？

早睡是理想睡眠的第一步。在晚上八、九點鐘之間，最晚不超過十點睡覺是最好的。這可能稍微早點，但它是電產生之前我們祖先的睡覺方式，也是我們祖先曾經享有及一些老年人至今繼續享有的良好健康的原因之一。充足的休息及睡眠使心智功能更好，因為它增強直覺和覺察力。

睡多久才夠？

假如睡得早，需要的睡眠時間少。雖然實際睡眠時間因人而異，但平均八小時不受干擾的睡眠通常足夠了。

我們要理解病人比常人需要更多睡眠，且必須確保好睡眠，而許多人卻「睡眠赤字」，也就是說其身心需要工作更長時間來康復及獲得健康。即便在任何健康問題的治療期間，良好睡眠能使身體對治療產生積極反應。

睡眠姿勢

理想的睡眠姿勢是以背仰臥，不用枕頭，假如你偏好枕頭，它應該夠軟，能讓你的脊椎保持得很直，這對能量的流動是非常重要的。也要避免睡很軟、無法支撐你的姿勢的床墊。

睡覺時腿及手臂儘量伸直，稍微放在身體兩旁，這將防止手臂或腿橫越你自己的能量場。

謹記兩件重要的事情：

一、身體的清潔及恢復需要能量

身體排毒清潔是一個大家關心的話題。當我們晚上休息及睡覺時身體進行此事。此自然的排毒過程需要能量，而個人身體所具有的能量是有限的。假如你整天忙碌使用了大部分或全部能量，沒有得到足夠休息，或沒有足夠時間睡覺，那麼你將不能很好地排毒。

二、睡眠中思想及情緒產生的過程

通常，在白天，我們的思維過程是非常不穩定的，由於所有感官輸入（資訊）導致諸多分心，因此，我們很少能完成任何特定事情的思考。但在睡眠中可以完成這些思想過程，由於在睡眠中所有感官關閉，因此心無旁騖，夢境主要是白天不完整思想的結果。

我們常常感到，在良好睡眠後找到問題的解決辦法，這歸功於兩件事：睡眠過程中能量增加，在休息及睡眠中身心解決問題的現象。

生命力手印（Praana）——提高免疫力、預防癌症

Praana的含義

Praana是「生命力」或「氣」的意思。

練習方法：參見第264頁

說明

根據阿育吠陀治療學，生命力風（Praana Vaayu）是存在於體內的十類風中極為重要的一個。生命力風本身就是呼吸，它見於鼻孔、臉、心臟以及呼吸器官。

生命力風被體內風元素支配，由於我們持續呼吸，空氣持續從鼻子輸送到肺，我們所呼吸的氧氣，重要部分通過心臟及血液循環至全身新陳代謝，在該手印中我們不需使用食指。

空元素就像其他元素的基礎元素，它使新陳代謝保持活躍，在此，我們不想干擾這個元素，因此，這個手印也不使用中指。

身體的主要部分及其新陳代謝過程，實際上被用於製造氣（Praana）的是地、水、火元素。將代表這些元素的幾個手指尖接觸，會提升這些元素，使新陳代謝過程處於最佳水準。例如，提升氣（Praana Shakti），它流向身體的所有重

要器官，從而增加耐力、活力、力量及免疫力。

該手印啟動體內生命能量的流動（氣），彷彿太陽在體內升起。在練習該手印的時候冥想，個人能感到氣在體內的振動。

補充說明

通過提高免疫力及體內生命能量流動，該手印將很有效預防癌細胞的形成，協助身體治療已經存在的癌細胞。

當古印度智者長時間（比如經年累月）冥想的時候，為消除饑渴感，特別要持這個手印，因為該手印能根據個人所具有的天生能量資源，調節其新陳代謝。據一些古代典籍記載，如果練習該手印很長時間後，即使一些簡單的東西，比如陽光照在身上、雨水落在身上、個人的呼吸，皆可以製造足夠的能量來維持生存。

益處

- 生命力手印對身體新陳代謝、免疫力發揮極大的作用，它重新啟動及促進身體固有的免疫力。
- 身體每個器官接收能量，將提高個人的工作耐力。

- 生命力手印幫助身體緩解慢性疲勞症候群、全身虛弱、耐力差、炎症性疾病。
- 能減輕皮膚問題及過敏。
- 它是非常好的天然抗過敏工具，通過提高免疫力，能協助身體處理任何類型的過敏，像流鼻涕、打噴嚏、皮疹等。
- 在該手印中，地、水、火元素接觸，有助於身體排出血管裡的障礙物（凝結、膽固醇、鈣質、尿酸等），作用於改善血液循環。
- 幫助身體排出血液中雜質，刺激幾乎所有器官的功能。
- 有助於緩解各類肌肉痙攣及腿部疼痛。
- 能緩解過度飢渴感。
- 生命力手印是所有其他手印、所有健康問題治療的協助及催化手印，要想獲得某種手印的持久效果，練習那個手印後，再練此生命力手印五至十分鐘。
- 練習該手印能使個人足夠強壯到預防及抵抗任何健康問題。

提高免疫力及預防癌症的特別提示

✧ 食用一茶匙薑黃粉加一杯優酪乳，將改善免疫力，預防各類疼痛及各類癌症。

✧ 每天服用一片二十毫克的阿斯匹林，能預防整個消化系統（包括肝、膽、脾）的所有癌症（若個人患有嚴重肝臟問題或血液凝結問題，在服用阿司匹林前請諮詢你的醫生）。

✧ 早餐喝一杯優酪乳能有效預防與消化系統有關的問題，也有助於根除幽門螺旋桿菌。

✧ 冬天每天喝一杯甜菜根加胡蘿蔔加番茄混合汁，將提高免疫力，全年預防所有輕微的健康問題。

✧ 每天喝薑茶對免疫力有好處，還可避免過敏。

✧ 促進小孩免疫力：每日吃兩次水果，將水果去籽，撒上黑胡椒（每次兩撮），給小孩連續服用二十至三十天。

放下手印（Kshepana）——排毒、大腸

Kshepana的含義

Kshepana是「放下／負能量的消除」的意思。

練習方法：**參見第266頁**

說明

在該手印裡，我們增強風元素的影響，能提高腸蠕動。該手印有助於身體開放不同的出入口（例如身體皮膚毛孔），達到解毒效果，因為風元素具有排除所有毒素廢物的傾向。

益處

- 放下手印通過大腸、皮膚及肺部刺激排毒。
- 該手印能預防便祕。
- 通過從身體排毒，減輕並消除汗液異味。
- 能協助身體從肺部排出二氧化碳。

預防便祕的特別提示

✧早上多喝水，能預防習慣性便祕。
✧多吃膳食纖維，始終是預防諸多問題的好方法（包括便祕）。
✧每天散步三十分鐘，是幫助身體巧妙排毒的好方法。
✧每天睡覺前沐浴，是從皮膚排除毒素的好方法。

氣手印（Vyaan）——高血壓、低血壓

● **Vyaan的含義**

Vyaan是「特定類型的氣」的意思。

● **練習方法：參見第268頁**

● **說明**

阿育吠陀認為血管中的氣、風是體內血液的循環器。當風元素開始在肺部、動脈及靜脈裡快速移動，導致高血壓；同理，如果移動緩慢，將導致低血壓。

在該手印中，通過將風、空及火元素接觸，讓空元素消耗風及火元素，保持

氣的循環速度。

益處

- 氣手印能預防高血壓、低血壓。
- 由於調節循環，氣手印能減少嗜睡。
- 減輕不耐熱症狀，因此，氣手印在夏天具有額外益處。
- 減輕身體任何方式的過度損耗，比如過度流汗、排尿、口渴，甚至能控制及減輕女性經期流血過多。

海螺手印（Shankha）——荷爾蒙分泌、消化

Shankha的含義

Shankha是「海螺殼」的意思。

練習方法：參見第270頁

說明

海螺手印對甲狀腺穴位施壓，因此，使甲狀腺活躍，預防及消除與甲狀腺有關的疾病。

在練習這個手印時，我們給甲狀腺及副甲狀腺穴位，連同咽喉裡其他器官（例如喉嚨）供給火元素。通過將一隻手的火元素與另一隻手的風、空元素接觸，調節新陳代謝，啟動腺體及咽喉內器官。

益處

- 對喉嚨有疏緩作用，可改善音質。
- 練習海螺手印可使聲音悅耳清晰，消除聲帶僵硬，因此，建議歌手、教師、醫生、律師及過度用嗓子的人，每天練習十五至二十分鐘。
- 有助於預防及緩解由灰塵及煙霧導致的過敏，可以預防扁桃腺炎及其他喉嚨感染。
- 極有助於減輕說話結巴問題。
- 在麻痺發作後，該手印有助於解決說話問題，使說話更清晰。
- 有助於預防荷爾蒙分泌失調，能很好地輔助甲狀腺治療。

針對咽喉問題的特別提示

✧ 飲用生薑加甘草加少許藏紅花茶，有助於預防甲狀腺失調。
✧ 晚上睡覺前將一茶匙肉桂粉加綠豆蔻加一滿杯熱開水，放置過夜；次日早晨過濾後早餐前飲用，可預防及緩解幾乎所有咽喉問題。

✧ 一勺蜂蜜加二、三撮磨碎的黑胡椒，慢慢服用，可減輕咽喉痛、聲音嘶啞、持續性喉嚨發炎。

地手印（Prithvi）——普通感冒

- **Prithvi的含義**

Prithvi是「地」的意思。

- **練習方法：參見第236頁**

- **為何「地手印」對普通感冒有好處？**

地及火元素的結合，使火元素更持久，因為地元素保持火元素，使身體有能力抵抗病原體（例如病毒、細菌及真菌）。

同時，骨骼、肌肉及食物（這三者是體內地元素的持有者）內的寒氣將被降低，預防季節性感冒。在該手印中，火元素增強地元素。

預防普通感冒的特別提示

- ✧在晚上飲用的茶裡加一撮豆蔻粉，可預防感冒。
- ✧在冬天的時候，每天早餐吃一個水煮雞蛋，可預防普通感冒。
- ✧小孩在早晨喝一杯熱巧克力，能有效預防感冒。
- ✧在飲用的茶裡加一茶匙茴香籽，每天至少喝一次，能預防普通感冒。

減肥手印（Medant II）——肥胖

● **Medant的含義**

Medant是「終止脂肪」的意思。

● **練習方法：****參見第298頁**

● **說明**

年輕人可隨時隨地練習該手印，每天應該練習三十分鐘。可在散步、坐立、談話等時候練習；可在捷運、公車等任何地方練習；餐前餐後練習均可。

補充說明

我在仔細研究肥胖、脂肪及膽固醇等問題時，有系統地研究不同手印後，設計了減肥手印與溶脂手印。

減肥手印是水手印（淨化血液）與太陽手印（幫助減輕甲狀腺問題及減少脂肪）的結合，將這兩種手印結合，能同時減少脂肪及水，因為它們與其他毒素一起儲存在體內；同時，我們試圖調節甲狀腺，溶解脂肪以製造能量及瘦肉肌。

減肥手印是太陽手印及消水手印結合，排除青少年多餘水分及脂肪，因此身體傾向於少含毒素。

益處

- 從身體排出多餘水分及脂肪。
- 減輕飢餓感。
- 增強清醒意識，減少嗜睡。
- 非常適合年輕人練習。

減少脂肪及肥胖的特別提示

✧ 晚上從冰箱裡取出一個番茄，次日早上刷牙後立即食用。
✧ 整天餓的時候才吃，吃飽即止，不要吃撐。
✧ 晚上七點以後儘量不吃任何東西。
✧ 盡可能從日常飲食中減少所有甜食。
✧ 膳食中添加綠葉蔬菜及全水果（非果汁）類纖維。

早晨手印（Ushaas）——倦怠

● **Ushaas的含義**

Ushaas是「早晨」的意思。

● **練習方法：參見第272頁**

● **說明**

在早晨手印中，當十指相扣向外伸展，對體內所有五個元素產生拉力；因此所有元素變得活躍，開始平衡運動，化解倦怠或瞌睡。

● **益處**

➢ 早晨手印創造元素的流動，像一股電流將人從倦意中搖醒。
➢ 早上醒來更容易、更快。
➢ 該手印對學生很有好處。

戒癮手印（Durgunant）——上癮症

● **Durgunant的含義**

Durgunant是「終止壞習性」的意思。

● **練習方法：參見第274頁**

● **說明**

在戒癮手印中，我們使空元素及火元素彼此方向相反，保持其餘元素介於其間。當用空元素消耗火元素，它增強了火元素卻毫無益處；也提高空元素，卻抑制其他元素；這一切失調導致個人能力的創造之火被濫用，增強空元素僅為了消耗火，產生一種成癮傾向。

在這個手印中，我們將火與空元素分開，同時增強它們以利用個人的創造能力；將所有其他元素處於靜止狀態，根據需要支援空元素及火元素。

● **益處**

➤ 能預防有成癮傾向的人對任何東西上癮。

➤ 有助於處理及克服對東西上癮，例如：酒精、菸草、毒品，或其他物質濫用。

避免成癮的特別提示

✧ 每天做深呼吸練習三十至四十五分鐘，不同的調息術練習有助於避免及預防上癮，還可以幫助戒癮。

第六章

調理生活方式失調的手印

當我們開始練習一種特定手印時，將在脈輪間創造一種特定的振動，保留所需的能量，排除不需要的能量，創造一種完美平衡。這種完美平衡因人而異，但其深遠影響對每個人是相同的，它能提高免疫力。通過提高身體的自然免疫力，將使身體能夠抵抗任何疾病不適。

生活方式失調的成因

生活方式失調的通俗定義是：由於我們與所處環境的關係不當導致健康失調。為何會這樣？

隨著現代社會的出現及城市化，我們的關注點從「基於生命所需」轉到「基於生活所想」——所謂「奢侈的生活」。讓我們來審視現代都市社會，隨著現代醫學的出現，我們可能已經改善了流行病及地方性疾病的控制及管理，挽救了很多生命，例如嬰兒死亡率下降，婦女分娩死亡現象幾乎消失，人們不再遭受小兒痲痺症、瘟疫或天花等曾在歷史上一度猖獗的疾病的侵害；而一種新問題又變得同樣嚴峻，它被視為現代社會的主要殺手——即生活方式失調。

為了實現物質目標，我們不再「與自然和諧」，而是「與自然搏鬥」；不再滿足於「根本需求」，而是追求「更大需求」——豪宅、房車、奢華辦公室等等，此「更大需求」是我們貪欲增加的標誌。掙更多錢、享受更奢侈生活的貪欲，擾亂了我們自然的生活節奏。

為了在短時間內獲取更多，我們擾亂自己的飲食習慣、睡眠習慣及思維方式，對周圍環境（水、空氣、人）變得不理智。我們心裡充滿了恐懼感、憤怒、憎恨、嫉妒，從而身心變得不自然。

健康失調導致諸多健康問題，例如糖尿病、高血壓、心臟病、慢性疲勞症候群、肥胖、壓力、心理失調、癌症等等。

古印度典籍所記載的，古印度智者很容易遵循的生活方式的要點是「餓時吃，累時歇」——遵從身體的需要。不論人們在室內或室外工作，如果感到疲勞，只要休息幾分鐘，就不至於過度勞動，也不會喪失健康生活所需的能量。

以下是我們通常忽視的導致生活方式失調的一些因素：

● 膳食缺乏均衡

膳食應含65%碳水化合物（糖分、澱粉、纖維素等），25%蛋白質（家禽、肉類、蛋、魚等），10%脂肪（油脂類、油炸類、乳製品等）。只要這些食物量及營養比例不均衡，身體便開始累積毒素。

● 多食辛辣、油膩物，缺少多纖維食物

辛辣、油膩的食物很難消化，腸胃必須分泌更多酸性物質以溶解食物，並需要相當長時間來消化，導致產生更多酸性物質及毒素。缺乏纖維的食物導致便祕，使毒素在腸道裡累積。

● 暴飲暴食

暴飲暴食導致體內所有器官放下其正常工作，以幫助腸胃消化額外的食物。

額外食物在體內儲存為脂肪，是毒素及失調的主要因素之一。

過晚進食

過晚進食對健康非常不利。晚上七點半後，不論是否睡覺，能量製造率——新陳代謝下降百分之十五至二十，午夜幾乎下降百分之四十。所以在睡覺時呼吸緩慢有節奏，心跳緩慢，所有內臟器官功能皆處於緩慢節奏。這背後的原因是，睡覺時幾乎所有血液湧入大腦，我們躺下使大腦休息，使其功能平靜，以夢的形式消化整天的思想。

如果過晚進食，睡覺時有一半的血液要湧入腸道以消化食物；吃得多及吃得晚，我們既得不到良好休息及睡眠，食物也得不到消化，導致許多毒素的累積。

化學污染

過度使用殺蟲劑及化學荷爾蒙以增加農作物產量，增加奶牛及水牛的產奶量，造成對全身功能的重大損害，導致疾病，例如荷爾蒙分泌失調、免疫力降低導致癌症。

體內五元素失調

印度古代科學認為宇宙萬物，包括我們的身體，皆由五種元素所構成，即：

地——食物原料及礦物質；水、火——體內能量製造，飢餓感、憤怒等；風——呼吸；空——它們使身體一切運轉成為可能。

任何元素過剩或缺乏，將導致毒素累積。表現在體力上、精神上透支，休息不足；產生恐懼、焦慮、憤怒和壓力等情緒或思想。

藥物產生／抑制毒素

在治療疾病時，如果我們僅僅治療症狀而不治療疾病本身，不理解導致疾病及其併發症狀的根源，在多數情況下未能排除毒素，卻以所謂治療來抑制毒素而告終。

抑制身體的自然衝動，比如排便、排尿、放屁、嘔吐、打噴嚏、打嗝、打呵欠、飢渴、流淚、睡覺、休息等等，所有這些自然衝動是將毒素及廢物排出體外的自然方式，抑制這些自然衝動將導致身體累積廢物。

空氣、水、土、噪音及食物的污染

由於污染，所有自然物質的純淨度被有毒物質玷污，這是導致現代社會健康危機的一個主要因素。

● **久坐不動的生活方式**

久坐不動的生活方式即日常沒有運動，例如辦公室工作整天坐著，缺乏身體運動，不消耗身體產生的多數能量，因此能量被儲存為脂肪。

所有生活方式失調將導致嚴重的健康問題。這些生活方式滋生諸多健康問題，例如失眠、體內毒素累積、肥胖、糖尿病、高血壓、心臟病、不長肌肉、壓力，得不到整體關照等等。其中幾個重要問題可以通過手印來調理。

睡眠手印（Nidra）——失眠

● **Nidra的含義**

Nidra是「睡眠」的意思。

● **練習方法：參見第294頁**

補充說明

我在深入研究知識手印後設計了睡眠手印。知識手印通過拇指及食指的指尖接觸，使大腦在學習及教授時變得更為活躍。而睡眠手印將拇指及食指反向交叉接觸，將使大腦得到休息。

說明

清醒的人總是有意識地思考，運用所有感官與周圍世界溝通，這整個活動主要沉浸於火元素及空元素。在睡眠手印中，我們將拇指與食指交叉，使火及空兩個元素接近而不重合，使這些元素略為降低，因此大腦的思想負擔略為降低，睡眠得以實現。

益處

- 睡眠手印是失眠的良好解決方案。
- 睡眠手印極有利於減壓。

針對失眠的特別提示

✧ 睡覺時聞吸檀香或羅勒花的芳香，可以鬆弛大腦細胞，獲得良好睡眠。

✧ 治療老年人失眠：將一茶匙孜然籽以少許橄欖油炒熟，磨碎；睡前與一根熟香蕉一同食用。

✧ 獲得良好睡眠：將十五至二十克薄荷葉浸泡在一杯水裡三十至四十五分鐘，無須加熱或煮沸，每晚飲用。

✧ 小孩睡眠問題：將兩茶匙蜂蜜摻合一杯水，攪勻；睡前半小時給小孩飲用，將使小孩獲得良好酣睡。

清潔手印（Shuchi）——便祕

● **Shuchi的含義**

Shuchi是「神聖般乾淨（天王之妻）」的意思。

● **練習方法：參見第246頁**

● **說明**

練習清潔手印時，將拇指放置拳頭內將降低火元素，讓更多的風元素工作；將改善腸道運動，從腸道排出所累積的廢物及氣體。

對於嚴重的慢性便祕，每天早上練習清潔手印二十至三十分鐘。練習前飲用一杯溫白開水非常有幫助。對於輕度便祕，在發生時或急性發作情況下，每天早上躺在床上時，起床前練習五至十分鐘。

● **益處**

- 對慢性便祕有幫助。
- 通過緩解便祕，也設法馴服失控的行為，例如不耐煩、發脾氣等等。

針對便祕的特別提示

✧ 每天晚餐時吃木瓜，極有利於減輕便祕。

✧ 每天任何時間喝一杯優酪乳，不僅對便祕有幫助，也對幾乎所有消化問題有幫助；摻合少許炒熟的孜然獲得更多益處及滋味。

✧ 一天吃二到三根黃瓜沙拉，是治療便祕及保持體內水分均衡的良方。

✧ 每天早餐前慢慢飲用三至四杯溫白開水，是消除便祕的簡易方法

（個人可視自身情況，酌情單純練習手印，或連同上述提示一同使用）。

溶脂手印（Medant I）——降低膽固醇

● **Medant的含義**

Medant是「終止脂肪」的意思。

● **練習方法：參見第296頁**

說明

溶脂手印涉及拇指、無名指、小指三個手指。拇指連接源自肺部的能量流；無名指連接源自胃、腎、膀胱的能量流；小指連接源自小腸的能量流。當我們將小指、拇指接觸，試圖使呼吸及食物消化之間產生平衡及聯繫，食物轉化為能量依賴於我們所呼吸的氧氣；無名指所接觸的掌心點對應甲狀腺，甲狀腺負責全身能量的分配及運用。因此通過該手印，我們將累積的脂肪轉化為能量，饑餓感得到調節，連同脂肪的溶解，體內所存毒素通過尿液排出體外，這些毒素是脂肪累積的原因。由於將累積的脂肪轉化為能量，個人感到精力充沛。同時通過更多尿液排出毒素，身體水分含量得到調節，因為脂肪含水。

益處

- 體內脂肪及膽固醇將被溶解及排出，有利於形成瘦肉肌，達到美體美膚的效果。
- 該手印啟動喉輪，有利於整體健康。特別有利於患有甲狀腺問題的人。

增重手印（Vridhi）——增加肌肉及脂肪

● **Vridhi的含義**

Vridhi是「增加」或「提高」的意思。

● **練習方法：參見第248頁**

● **說明**

該手印適宜瘦弱的人練習，這些人骨架很突出，身體肌肉或脂肪很少。該手印不論場所及時間，不論餐前或餐後，可隨時隨地練習。為獲最佳效果，建議每天練習三十至四十五分鐘。

補充說明

我在詳細邏輯地研究知識手印後，設計了增重手印，知識手印在減壓的同時，增加肌肉量及肌肉力量；而水手印通過增加皮下油脂，使皮膚柔軟，從而改善皮膚紋理。

瘦骨嶙峋的人常感靦腆有壓力，不太關心自己的飲食及身體健康。該手印將幫助他們處理自身問題，帶來良好體魄。

● **益處**

- 增重手印將有助於增加肌肉量。
- 身體開始從膳食中吸收必要的脂肪。
- 減輕憤怒和易怒，這些情緒使體內產生更多酸性物質，導致肌肉及脂肪燃燒。

強健體魄的特別提示

✧ 每天吃兩根香蕉，有助於增添鈣質及鉀，獲得必要體重，使骨骼強壯以保持肌肉。
✧ 每天早餐前吃一個番茄加一小匙糖，可改善食慾。
✧ 食用甜菜根、胡蘿蔔及當季水果沙拉，將改善血液成分、纖維及碳水化合物，使能量充足。
✧ 每天喝優酪乳可改善消化，減輕胃、肝問題。

風動手印（Apaan Vaayu）——預防高血壓

Apaan Vaayu的含義

Apaan Vaayu是「風的流動導致獲得不需要的東西」的意思。

練習方法：參見第250頁

說明

食指所接觸的拇指根部是心臟及脾臟的穴位，拇指尖有大腦穴位。在此，我們用食指給心、脾穴位施壓，拇指的大腦穴位被中指及無名指施壓；因此刺激心、脾、腦來降低血壓。我們知道壓力及焦慮與大腦有關，為了化解它，心臟跳動更快，脾臟稍擴張以接納來自心臟的增加流量。通過指壓法刺激這些器官，降低焦慮及身體額外血液流動，試圖平靜這些活動。

根據《手印經》的解釋，我們將水元素（小指）與風元素（食指）放置相反方向，風元素施壓於火元素底部；火、地、空元素重合以分享其磁場頻率，從而產生平衡（擾亂導致高血壓）。

益處

- 該手印對心臟病、高血壓效果顯著。
- 練習幾分鐘即可降低血壓。

➤ 強健心肌。

針對高血壓、心臟病的特別提示

✧在膳食中減少食鹽量。

✧在茶裡添加肉桂粉，可降低膽固醇。

✧早上剝一瓣大蒜，敞開放置在廚房，讓大蒜與空氣充分接觸八小時以上，晚餐後將大蒜切成兩、三片，以水吞服，勿咀嚼。大蒜不僅能降低膽固醇，強健心肌，也是預防常見感染的天然抗生素。

母親手印（Maatangi）——整體健康

● **Maatangi的含義**

Maatangi是「萬物之母」的意思。

● **練習方法：參見第252頁**

● **說明**

這是一個非常重要的、全效合一的手印，有益於幾乎所有身體器官，是所有重要身體器官的極好預防性手印。

在該手印中，我們增強空元素，空是所有身體內部系統及器官的旁觀者。其餘元素以支援空元素的方式存在，而不彼此干擾。

益處

- 啟動腹神經叢及消化系統。
- 加強腹神經叢的呼吸脈衝，平衡該區域能量。
- 促進心臟、胃、肝、膽、脾、胰腺及腎臟功能。
- 平靜心臟，化解內在緊張。
- 練習該手印有助於減輕下顎隱痛及緊張。
- 有助於解決創傷性健康問題。

臨床個案補充說明

我有一位患者幾乎對所有東西都嚴重過敏，總是因各種原因而生病。他去過很多家醫院，看過很多醫生，做過很多化驗。他的所有內臟器官功能均在報告的正常範圍值之內，但略為偏低。除了少許維生素及膳食建議外，無人能提供他任何治療。雖然做了各種努力，他的狀況仍未改善，一天天變得愈來愈虛弱。

他聽別的患者介紹，帶著一堆病歷來找我。在為他把脈，仔細聆聽他的陳述，查閱所有報告後，我感覺他的新陳代謝莫名緩慢，我不理解箇中緣由。建議他每天練習母親手印兩次，每次三十分鐘；在膳食中增添碳水化合物（糖分）；在臨近公園練習手印時散步一小時。

十五天後，他的體重增加了一公斤，他感覺好多了。在有規律地堅持練習兩個月後，感覺更好了。在他康復後，我理解到他是嚴重的慢性疲勞症候群患者。這就是該神奇手印的作用。

第七章
調癒體內臟器的手印

我們的身體由許多系統支援，創建為一個完整的生命系統。本章介紹的手印不僅有助於這些器官，也有助於整個身體系統達到最佳的健康生命狀態。

手印有助於體內各系統保持最佳狀態

當我們注視自己時，所看到的結構稱為身體，身體是我們存在的可見部分，是一種與世界溝通的手段。

身體具有不同的感覺器官，如眼睛看，耳朵聽，鼻子聞，皮膚感覺觸摸，舌頭品嘗味道等等。所有這些感覺器官教我們辨識周圍世界，也通過對周圍世界的反應來表達自己。因此，我們能適應社會及周圍的人，身體使我們為生存而工作，以便完全適應這個世界（或社會）。我們需要一個好的身體，一個可持續的、健康的、良好功能的身體。

像我們周圍的每種其他生命一樣，我們的身體是由許多系統支援，創建為一個完整的生命系統。在此，我儘量簡略地解釋每個系統，你將發現本章介紹的手印不僅有助於這些器官，也有助於整個身體系統達到最佳的健康生命狀態。

消化系統

消化系統始於嘴巴。在這裡，牙齒咀嚼食物，舌頭品嘗滋味，也充當移動食物的「扁勺」。舌頭底下的唾液腺為食物增添唾液，故食物被潤濕以便易於消化。嚼過的食物通過食道抵達胃裡，胃裡的胃酸進一步粉碎食物。食物從這裡抵達腸道，途中幾種消化液（如肝膽汁、胰腺液）混合在食物裡。現在小腸是食物真正消化的地方（從食道至小腸、大腸，食物被蠕動運動所推動，就像移動球體通過塑膠管一樣）。在小腸裡當食物移動時，小腸內壁外的血液通過滲透過程，帶走所有源自食物的營養。然後小腸留下的剩餘食物被輸送給大腸，大腸檢查是否有任何有益的營養成分被排出，然後儲存在直腸的廢物被排出體外。

呼吸系統

呼吸系統的第一個器官是鼻子。我們通過鼻子吸入空氣，空氣從這裡通過氣管抵達肺部。在肺裡有小囊狀的結構，它們被很細的血管覆蓋。當空氣進入小囊，其周圍的血液帶走空氣中的氧，釋放呼出的二氧化碳。即借助呼吸，在肺裡通過添氧使血液變成氧化血，從而淨化血液。

泌尿系統

該系統排出體內滋生的有毒廢物（在能量製造及消耗過程中產生）。該系統所涉及的器官是腎臟，它過濾血液，排出有害的化合物。這些化合物被輸尿管輸送至膀胱，在此儲存，並通過尿道排出體外。

循環系統

該系統的最大器官是心臟。心臟是泵動血液的生物泵，血液通過心臟循環至全身。心臟分成四個室，上部分是左右心房，下部分是左右心室。所有使用的血液從體內供給到右心房，由此通過三層瓣膜進入右心室，再從右心室供給到肺裡作氧化處理（之前呼吸系統中所見）。氧化血從肺裡返回左心房，通過兩層瓣膜回到左心室，由左心室供給全身，再次被主動脈大血管使用。這整個過程的發生歸功於心臟泵動，即心跳。

● 內分泌系統

該系統所涉及的腺體無管道（或導管）在血液裡釋放其荷爾蒙，故稱為無管腺體（內分泌腺）。

- 腦下垂體：由於它幫助其他所有腺體正常工作，也被稱作母腺體，它存於腦內。
- 甲狀腺：位於喉嚨裡，其工作是調節能量的製造及消耗。
- 副甲狀腺：恰好位於甲狀腺後面，其工作是調節骨骼及肌肉裡的鈣質吸收。
- 胸腺：位置非常接近心臟，胸腺在兒童時期較大，而在長大後變小，其主要工作是幫助身體防禦疾病——免疫力。
- 腎上腺：位於腎臟上面，看起來像毛皮帽。可幫我們的身體應付壓力及緊急狀況。

▼胰島細胞：該腺體位於胃下方的胰腺內，其主要工作是分泌胰島素，因此我們能消化所有糖分。

▼女性卵巢／男性睪丸：該腺體功能是使青少年（從十三至十九歲）迅速成長，負責身體曲線及體型，也產生孕育後代的卵子及精子。

這七個內分泌腺一起保持體內完美平衡，使身體功能平穩，無任何問題。有趣的是，古印度經文中所提及的七個脈輪（梵語能量中心）的位置與身體內分泌腺的位置完全一致。

●生殖系統

▼男性生殖系統：外部器官由陰莖及尿道組成，它們輸送尿液及精液；內部器官由睪丸、前列腺、精囊組成。睪丸產生精子，前列腺及精囊分泌黏液作為精子的保護及營養。輸精管及射精管的區別是：輸精管將精子輸送至前列腺，在性交過程中，射精管給予精子力量以便射精。

▼女性生殖系統：外部器官由陰道、尿道及陰蒂組成；內部器官由子宮、卵巢及輸卵管組成。卵巢每二十八天所對應月經週期釋放一個（或多個）成熟卵子，通過輸卵管輸送到子宮內壁，若在成熟卵輸送過程中性交，將提高懷孕的機率，使卵子被精子授精，在子宮內開始新生命。

肌肉系統

肌肉是包裹骨骼的纖維組織，賦予身體形狀及力量。肌肉主要影響一個器官或部分身體的運動，具有神奇的伸縮能力，因此運動總是朝著一個特定方向。肌肉細胞是連在一起的非常緊密的結構。

骨骼系統

身體大約有兩百零六塊骨骼，通過關節彼此連接，形成身體的基本結構。關節使運動方便，在關節內，骨骼的兩端被軟骨覆蓋，以避免運動過程中的摩擦與損傷。骨骼主要含鈣、磷及其他礦物質，構成了身體的基本架構。

新陳代謝系統（能量製造及使用）

新陳代謝是身體的最重要活動，身體藉此利用食物及所呼吸的氧氣。新陳代謝由兩種不同活動組成：

- 分解代謝：在該過程中能量的實際製造產生於熱量形式。血液從小腸裡帶走所有營養，從肺裡帶走氧氣，將它們供給到身體每個細胞。細胞含有少量磷，它遇到紅血球上的氧而開始燃燒；同時，血液裡的所有營養物被該化學過程燃燒，釋放熱量及能量被肌肉利用及儲存。在這整個過程中，細胞的死亡被稱作分解代謝，身體排除這些死亡細胞（主要是頭髮及指甲）。

▼合成代謝：這是一個能量使用及儲存的過程。在分解代謝中我們看到能量如何被釋放及細胞的死亡。在合成代謝中，死亡細胞立即被新細胞取代，使用製造的能量，分裂細胞並促進身體生長。

這就像同時進行破壞與建設兩種不同工作。破壞是分解代謝，建設是合成代謝。我們出生後，分解代謝速度非常慢，而合成代謝速度非常快，所以我們成長很快。到二十五歲左右，分解代謝與合成代謝幾乎同等速度，保持至四十五歲左右，隨後，合成代謝變得愈來愈慢，分解代謝相對變得愈來愈快。所以，我們變老，體重減輕，皮膚長出很多皺紋，因為死亡細胞比新產生的細胞數量多。這整個過程也被稱作生命過程或新陳代謝。

免疫系統

該系統也被稱作身體防禦系統，持續抵抗內部及外部的致病因素（例如寄生蟲、病原體），使身體免於疾病。

防禦系統主要包括白血球，它被視作身體的軍隊，持續攻擊敵人（細菌、微生物、寄生蟲等），也將其作為食物。滑稽的是，當白血球吞噬病原體時，它解讀該病原體的整個化學特性，發展出一種將來殺滅它的方法。所以，我們接種疫苗（接種虛弱或半死的病原體），讓白血球學習如何攻擊它們。

體內有另一個系統，稱為淋巴系統，它有淋巴管遍布全身，像循環系統中的血管一樣。該淋巴系統產生白血球。

胸腺是維持身體免疫系統的一個重要器官。還有不同的身體部分能保護身體安全，如血小板幫助癒合傷口；化學受體刺激區（Chemoreceptor trigger zone）是腦幹的一部分，它感應體內毒素或污染物，因此，即使我們在不知不覺中吃了有毒的東西，也會立即嘔吐，以便將有毒物質排出體外；若食物中毒，腹瀉有助於擺脫腸道內毒物。

新陳代謝及內分泌系統的適當維護，對身體免疫力具有重要意義。

● 神經系統

該系統由大腦（作為主要器官）及神經（是身體其餘部分與大腦連接的紐帶）組成。

◆**大腦**：大腦是身體的真正主宰。它是心靈的一個工具，它使我們具有思考、記憶、推理、判斷、運動及感覺能力，負責身體的所有重要功能。

◆**脊髓神經**：這是身體最大及主要的神經，它直接連接腦幹。每側大約有二十一至二十三個分支，神經藉此抵達身體全部及每個細胞。

一、**感覺神經**：感覺神經帶著從身體各部分至脊髓至大腦的所有感覺。

二、運動神經：運動神經帶著從大腦至脊椎至身體各部分的運動命令（取決於感覺）。

這些神經、脊髓及大腦由特殊細胞（稱作神經元）組成。在此有必要指出，神經系統有兩個子系統：

▼中樞神經系統：該系統管理及控制外部器官及肢體隨意運動，像手足運動，通過皮膚的感覺及反應等等。

▼自律神經系統：該系統管理及控制體內器官，如腎臟、心臟、肝臟、肺等等。

身體還有一個系統，稱為心靈系統，我們將在「針對情緒的手印」一章中介紹。

現在，讓我們來看看不同手印針對不同器官及系統的各種問題。

風動手印（Apaan Vaayu）——心臟、血液

● **Apaan Vaayu的含義**

Apaan Vaayu是「風的流動導致獲得不需要的東西」的意思。

● **練習方法：參見第250頁**

● **說明**

從風動手印對心臟及高血壓調理的顯著效果，即可理解它對心肌及血管內徑有何種影響。該手印不僅有助於降低血壓，也改善對身體每個器官的血液供給。

值得注意的是：風動手印不像任何其他藥物那樣，在血壓正常的情況下仍機械地降低血壓；若血壓正常，該手印不會降低血壓，而是改善血液循環，從腸道排出氣體，減輕因氣體及胃酸導致的胸悶。

所以，我稱風動手印醫術為最佳健康醫術或科學。

降低高血壓的特別提示

✧ 剝開一瓣大蒜，放置六至十二個小時，早上（或晚上）將大蒜切成幾片，以水送服（勿咀嚼），對控制高血壓及膽固醇有好處。

✧將一茶匙青檸汁（或檸檬汁）加一杯溫水，早晨空腹飲用。
✧飲用三至四小匙綠香菜汁，有助於降低血壓。
✧在茶水裡添加磨碎的葫蘆巴籽。
✧在膳食中增添纖維植物。
✧晚餐的沙拉裡撒一些肉桂粉，或服用肉桂摻蜂蜜。
✧散步或伸展等輕型運動非常有幫助。

有助心肌及血管的特別提示

✧葵花籽富含亞油酸，有助於減輕血管或心臟周圍的凝結或膽固醇沉積。因此，多嚼嚼葵花籽。
✧磨碎的黑胡椒籽（不超過1/4茶匙）加一杯優酪乳，對心肌非常有幫助。
✧在茶水裡加磨碎的香菜籽，不僅味道好，還對心臟及血管有益。
✧兩茶匙杏仁油加一小匙玫瑰花香油，早晚按摩胸部，可減輕心臟病導致的疼痛（心絞痛）。

✧ 將兩滿茶匙葫蘆巴籽加水煮沸，過濾，晾涼，服用時加兩茶匙蜂蜜，每日飲用兩次，是很好的心臟滋補品。

✧ 若非糖尿病患者，每天吃一、兩根熟香蕉，可強健心肌及其功能。

◆ 謹記：上述所有提示及手印，可與個人正服用的心臟病及高血壓藥一同使用。

糖尿病手印（Madhumehant）——胰腺

● **Madhumehant的含義**

Madhumehant是「終止糖尿病」的意思。

● **練習方法：****參見第300頁**

● **說明**

該手印可隨時隨地練習，每天練習三十至四十五分鐘。

早晚散步時練習，或步行至辦公室、捷運、公車站時練習均可。在此，我想強調在散步時練習這個手印更為有益。

補充說明

我在詳細地研究四種不同手印，即：天空手印、消化手印、生命力手印、水手印後，設計了這個手印。

天空手印有助於緩解骨骼虛弱（比如身體結構），消化手印有助於消化及新陳代謝，生命力手印有助於增強身體免疫力，而水手印對荷爾蒙缺乏有幫助，排除血液中的雜質，保持年輕狀態（比如抗衰老）。

糖尿病患者要解決糖代謝伴隨的所有問題。該手印是上述四種手印益處的結合。

益處

- 糖尿病手印對糖代謝有幫助。
- 通過檢查荷爾蒙不足，有助於調節胰島素分泌。
- 有助於保持年輕及活力，這是糖尿病患者的一個主要問題。
- 有助於調節胰腺功能，對消化及免疫力有好處。
- 有助於保持身體整體免疫力。
- 通過檢查體內水元素，有助於減輕頻尿。
- 有助於提高個人正在服用的糖尿病用藥的效果。

✓ 有助於降低血液中血糖指數。

控制糖尿病的一些特別提示

✧ 兩滿茶匙青檸汁加 $\frac{1}{4}$ 茶匙黑胡椒粉加一杯溫水（或熱水），每天早餐前空腹服用，連續服用三至六個月。

✧ 晚餐沙拉：捲心菜加番茄加一撮鹽加檸檬汁，它富含纖維，具有飽足感，無脂肪，有助於在夜晚減少糖分，因此空腹血糖很容易控制。

✧ 四勺苦瓜汁加一杯石榴汁，每天早晚餐前各飲用一次，幫助良好控制不斷上升的血糖。

✧ 盡可能多吃無籽番茄（取出番茄籽），或每天至少喝兩杯番茄汁。

✧ 古印度專家認為吃十片新鮮且完全成熟的咖哩葉（*Murraya koenigii*），極有利於預防遺傳性糖尿病。

✧ 將兩滿茶匙葫蘆巴籽浸泡在溫水裡，早晨空腹喝。

✧ 將嫩芒果葉放在陰涼處風乾，將其製成粉末儲存，每日早晚餐前服用半小匙，非常有益。

◆ 上述任一提示及糖尿病手印，配合你正在服用的藥物，將共同發揮作用，你將觀察到服藥劑量逐漸減少。

消水手印（Jalodar Nashak）——腎臟

- **Jalodar Nashak 的含義**

Jalodar Nashak是「消除儲存在膀胱或下腹的水」的意思。

- **練習方法：參見第254頁**

- **說明**

在梵語裡，Jal意即「水」，Udar意即「下腹」，Nashak意即「終結」。小指代表水元素，消水手印控制下腹及全身多餘水分。該手印減少體內多餘水分，適當影響水代謝，因此，能克服體內多餘水分。

若個人的腳或身體腫脹，練習該手印的時間可以更長，以便從身體排出多餘水分。

- **益處**

- 消水手印極有助於改善腎功能。
- 可減輕身體任何部位（如臉、手、腿）腫脹。
- 有助於減輕過度流涎、眼睛流淚、流鼻涕、胃酸過多、腹瀉、關節腫脹。
- 有助於減輕婦女經期流血過多。
- 雖然體內多餘水分通過尿液排出，該手印亦有助於減少排尿過多。

改善腎功能的特別提示

✧ 胡蘿蔔汁具有利尿功能，不論尿灼、尿痛問題，均可飲用一、兩杯胡蘿蔔汁。

✧ 將二至五滴檀香油加涼牛奶，直接飲用，可減輕尿痛。

✧ 將甘草粉及孜然粉各等量混合，取1/4茶匙混合粉加一茶匙蜂蜜，每天服用，連續服用一至三個月，可作為各類泌尿問題的長期解決方案。

✧ 將少許藏紅花泡在一杯水裡，次日早上加一茶匙蜂蜜，空腹飲用，可鞏固膀胱及腎臟。

✧ 為使腎功能更好，可每天吃一些杏仁。

✧ 在沙拉、蔬菜、湯裡多加香菜葉，非常有助於改善腎功能。

消化手印（Apaan）——肝、胃、脾

● **Apaan的含義**

Apaan是「獲得不需要的東西」的意思。

練習方法：參見第256頁

說明

這是一個重要的手印，它本質上是清潔手印，有助於從體內排除所有廢物及毒素。

在該手印中，地元素（無名指）代表滯留在消化系統裡的廢物，火元素（拇指）有助於排除該廢物，空元素（中指）是消耗一切東西的元素，故該手印有助於從體內排除毒素。

益處

- 有助於消除便祕。
- 幫助不出汗者出汗。
- 有助於消除下腹累積的脹氣。
- 有助於消除消化不良。
- 有助於保持良好口腔健康，特別是牙齒及牙齦健康。
- 有助於減輕胃酸過多。

針對胃和肝臟問題的特別提示

✧ 盡可能飲用椰子水（或椰奶），可抑制胃酸。

✧ 多吃西瓜或黃瓜，有助於抑制胃酸。

✧ 將一茶匙肉桂粉加一滿杯水，煮沸，加兩撮黑胡椒粉及少許蜂蜜調味，餐後半小時服用一勺這種調和劑，將減輕消化不良及脹氣。

✧ $\frac{1}{4}$茶匙黑胡椒粉加$\frac{1}{4}$茶匙孜然粉加一杯脫脂奶，每天餐後兩次，非常有助於改善肝功能。

✧ 每天在茶水裡添加一點生薑，有助於提高肝臟免疫力。

✧ 一至二茶匙白蘭地加溫水，飲用後即可緩解脹氣。

✧ 將生薑切片，浸泡在青檸汁裡，再加一撮鹽，存放冰箱裡。需要時吃一片，將改善肝功能及消化，而且味道也不錯。

嬰兒腹絞痛特別提示

✧ 兩滿茶匙茴香籽加一滿杯水，煮沸，晾涼，過濾，需要時給嬰兒服用一茶匙，可減輕嬰兒腹痛。

氣流手印（Udaan）——甲狀腺

Udaan 的含義

Udaan是「空氣的流動」的意思。

練習方法：參見第258頁

說明

該手印將所有元素結合一起（除了水元素），能調節新陳代謝過程。我們所吃的食物為地元素，所呼吸的空氣為風元素，空元素與火元素促進彼此消耗食物及氧，以保障充足的能量製造及利用。

益處

- 氣流手印特別有益於甲狀腺問題（不論甲狀腺過高或過低），將有助於調節甲狀腺功能。
- 調節能量製造及其對身體各器官的能量分配。
- 該手印為大腦供給充足能量，有助於增強記憶力，因此，對於年輕人學習特別有益。
- 有助於提高小孩智力及創造性思維。
- 有助於給身體所有部位分配充足能量，帶來內心平靜。

有助於新陳代謝的特別提示

✧ 一撮肉桂粉加一茶匙蜂蜜加溫水，在晚餐後飲用，有助於改善甲狀腺功能。

✧ 甲狀腺患者通常缺乏維生素D_3，個人應常做血液檢查，補充足量的維生素D_3及鈣片。

✧ 服用黑孜然粉加優酪乳（或蜂蜜），有利於改善記憶力及學習能力，它也是很好的抗病毒劑。

✧ 吃當季水果，避免各類酒精飲料，有利於改善年輕人甲狀腺功能及新陳代謝。

零手印（Shoonya）——耳朵、喉嚨

- **Shoonya的含義**

  Shoonya是「零」的意思。

- **練習方法：參見第260頁**

說明

零手印有益於降低空元素的不必要增強。通過該手印練習，我們將火元素及空元素的通道放置相反方向，以拇指對中指施壓，表明這兩個元素開始分離，說明空元素的降低。

中指代表空元素，空元素存在身體的每個細胞裡。由於體內多餘空元素的干擾導致各類問題，例如心臟衰弱、耳朵問題等等。此手印有助於解決空元素過量的相關問題。

益處

- 空元素增加導致的一個明顯健康問題是：耳朵劇痛，缺乏清晰的聽力。耳朵對空間壓力變化非常敏感，所以當我們攀高時（上山或飛機上升），或當我們處於海平面以下（潛水或進入地下），會感到有點耳疼。聽力是耳朵感知內外空間振動的能力。該手印是針對耳痛非常有效的手印，在練習十五至二十分鐘內，各種類型及不論多嚴重的耳疼，都將得到緩解。
- 零手印極有利於減輕步行或轉換姿勢時，因眩暈所導致的不平衡，眩暈多數是由於內耳不平衡所造成的問題。
- 零手印對聽力受損（非遺傳或天生的）特別有幫助，對於患有此類問題的人，建議在進行任何治療的同時練習該手印。

➤ 喉嚨痛是另一個由於空元素過多導致的問題，練習零手印有助於減輕喉嚨痛。

減輕耳痛及喉嚨痛的特別提示

- ✧ 一茶匙薑黃粉加一杯溫牛奶，需要時飲用，將對耳痛及喉嚨痛有幫助。
- ✧ 冷敷接近耳痛的地方，有助於減輕疼痛（耳痛是很劇烈的疼痛，個人在嘗試這些提示及手印時，也應該進行恰當的藥物治療）。
- ✧ 薑茶是針對喉嚨痛的神奇妙方。
- ✧ 一杯熱巧克力，或雞骨頭湯加一撮黑胡椒，是減輕小孩耳痛及喉嚨痛的良方。
- ✧ 甘草茶有利於減輕喉嚨痛。

專注手印（Dhyaan）——肌肉

● **Dhyaan的含義**

Dhyaan是「全神貫注」的意思。

練習方法：參見第262頁

說明

掌心包含連接身體所有器官的神經中心，掌背包含與脊柱有關的神經中心。因此，將一隻手的掌背放在另一手的掌心，將啟動掌心所有器官的神經中心、背部脊椎的神經中心。

益處

- 專注手印通過調節幾乎所有器官的功能，改善血液循環，從而強壯身體肌肉。
- 不斷練習此手印，有助於個人免於所有肌肉問題，例如肌肉疼痛、肌肉虛弱。

減輕肌肉痠痛的特別提示

- 在患處抹一點丁香油可緩解肌肉痙攣。
- 每月服用維生素E幾天，可預防肌肉痙攣。
- 減輕持續性肌肉疼痛：將$\frac{1}{2}$茶匙甘草粉泡一杯水，放置隔夜，次日早上煮一碗稀米粥，將甘草水過濾後加入米粥，每天早餐食用，直至肌肉疼痛停止。

✧ 減輕關節痛及腫脹：將一茶匙蓖麻油抹在關節或肌肉患處（勿按摩，僅將油抹在患處至其被吸收）。

✧ 減輕腳後跟及腳肌肉疼痛：每天在茶水中加少許肉桂。

✧ 如果非常痛，檢查血液中的維生素D_3指標，並服用維生素。

母親手印（Maatangi）——心、胃、肝、膽、脾、胰腺、腎

● **Maatangi 的含義**

Maatangi是「萬物之母」的意思。

● **練習方法：參見第252頁**

● **說明**

在該手印中，我們增強空元素，空是身體所有內部系統及器官的旁觀者。其餘元素以支援空元素的方式存在，而不彼此干擾。

益處

- 啟動腹腔神經叢及消化系統。
- 鞏固腹腔神經叢的呼吸脈衝，平衡該區域能量。
- 促進心臟、胃、肝、膽、脾、胰腺及腎臟功能。
- 平靜心臟，化解內在緊張。
- 有助於減輕下顎隱痛及緊張。
- 有助於解決創傷性健康問題。

促進整體健康的特別提示

✧ 吃當季水果有助於保持良好整體健康，因為自然在特定季節生產特定水果，以補償該季節缺乏的營養。

✧ 烹調時使用薑黃有好處，因為薑黃是非常神奇的天然抗生素及預防方法。

✧ 黑孜然具有一定抗病毒特性，古波斯智者認為它幫助身體每個器官功能自然正常。在可能的條件下，儘量嘗試使用黑孜然，它只有好處。

生命力手印（Praana）——肺

● **Praana的含義**

Praana是「生命力」或「氣」的意思。

● **練習方法：參見第264頁**

● **說明**

根據阿育吠陀醫學，生命力風是存在於體內的十種氣中非常重要的一個。生命力風本身就是呼吸，它見於鼻孔、臉、心臟及呼吸器官。

身體的主要部分是地元素及水元素，將代表地元素、水元素及火元素的指尖接觸，平衡這些元素，作用於增強耐力、活力、力量及免疫力。該手印啟動體內生命能量的流動。

● **益處**

- 如生命力手印名稱暗示的，對肺有益處。
- 生命力手印有助於從呼吸中提取充足的氧氣，因此它將肺功能平衡於最佳水準。
- 在現代社會由於空氣污染的出現，該手印具有重要意義。
- 有助於減輕過敏性哮喘。

針對肺部問題的特別提示

✧ 每天吃兩顆蘋果，可改善肺部功能，減輕乾咳。

✧ 在可能的情況下，吃一些蘿蔔拌蔗糖，可改善肺部問題。

✧ 減輕哮喘強度：五至七枚丁香加水50毫升，煮五分鐘，晾涼，過濾，加少許蜂蜜，每天飲用三次，每次一小匙，根據需要決定服用時間長短。

✧ 減輕早期哮喘：三、四枚丁香加磨碎大蒜加1/2杯稀釋牛奶，煮沸，每天晚上睡覺前兩小時趁溫飲用。

✧ 減輕胸悶及呼吸問題：將芥末籽製成順滑的漿糊，和以蜂蜜，需要時服用一茶匙，每天最多三次。

第八章

調節情緒的手印

快樂及幸福是唯一自然而無須學習的情緒，其餘所有情緒皆是非自然的，是我們學來的或被教化的。在所有其他情緒的學習中，我們往往與自然的幸福失之交臂，開始在各種情形下尋找幸福，這使幸福成為一個偶然事件，而非生命的自然狀態。幸福及快樂是健康狀態，它不會導致疾病與不適，我們何曾聽說幸福到生病了？

情緒對健康的影響

關於情緒的觀點，我的觀念可能不符合傳統，但卻符合邏輯。情緒本質上是對特定思想或外部刺激，所產生的有條件的反應。

情緒源於我們的記憶，當我們看見或思考什麼時，我們的大腦立即搜索其資料庫，以發現相同或類似的經驗，基於那種經驗或學習，我們的特定情緒形成了。所以每個人對同一件事可能具有不同情緒。

我之所以將情緒稱作思想，是因為我們的思想也是對某些事情的條件性反應，唯一區別的是，情緒是一種強烈的思想。快樂及幸福是唯一自然而無須學習的情緒，其餘所有情緒皆是非自然的，是我們學來的或被教化的。在所有其他情緒的學習中，我們往往與自然的幸福失之交臂，開始在各種情形下尋找幸福，這使幸福成為一個偶然事件，而非生命的自然狀態。幸福及快樂是健康狀態，它不會導致疾病與不適，我們何曾聽說幸福到生病了？

什麼是恐懼及憤怒？

恐懼及憤怒是條件性的、學來的或被教化的思想或情緒，它支配著我們每天的生活，剝奪我們幸福的美好狀態。我稱其條件性的、學來的或被教化的原因是：當我們回溯生命及萬物的進化過程，為了控制超出自然平衡範圍外的額外生命繁殖，自然界演變建立了食物鏈，它像是對自然自我保護原則的一個挑戰。自然保護原則可能以某些其他動物的生命為代價，每個動物皆屈服於這種條件；隨著個體生命的喪失，該現象第一次產生一種奇怪的恐懼思想；由於自我保護是萬物的根本，而喪失生命則與之相悖，因此，恐懼是對抗和平共處、自我保護的生命基本信條的結果。

恐懼逐漸變強，一段時間後，針對自己無力防禦及自我保護，從而產生了憤怒的思想。經過幾百萬年，這兩種思想變得愈來愈強，變成了進化的一部分。該思想也許好或壞，但它為自我保護的抗爭找到了理由。

隨著人類的出現，這種恐懼及憤怒本應被化解，我相信人類的進化是要從根本上化解該恐懼及憤怒，我認為這是人類進化了靈性潛能的一個原因。當村落人們組成社會取代群落，他們本應比洞穴民更有能力消除導致恐懼的因素。然而，人類在該進化之旅的某個地方走錯了方向，或忽視了什麼，或作出了錯誤選擇；因此，恐懼變成我們局限性的一個強大部分，它不斷加強並傳給下一代（所以我認為人類尚未文明）。雖然恐懼的原因各自不同，但主題始終一致。作為動物，我們害怕被作為食物而被獵殺，或被自然災害殺死，也極害怕失去生命；同時，對自然老死的恐懼並不突出。現在，作為居住在城市的我們，產生了害怕失去物質財富、他人認同及關係中的感情依賴等恐懼，這些使我們變成了完全非理性思維的物種。

這種恐懼本應隨著人類的出現而被化解，但是，它反而變得更強，開始支配著我們的日常生活。請別誤將恐懼及憤怒視為偶然事件，若我們能夠真正面對自己，便會看到恐懼怎樣支配著我們，化解它是我們的首要意圖。

關於恐懼的對話

常有人會問我，噩夢也是恐懼試圖表達的一種方式嗎？是的，但它是一種未經你同意的、強加於你的表達，因為你抑制恐懼的表達，所以它試圖通過噩夢的形式來強行表達。它不但不能化解恐懼，反而使恐懼更強，且滋生新的恐懼，即所謂噩夢導致的睡眠恐懼（或噩夢恐懼）；所以需要有意識及刻意的努力來化解恐懼。由於恐懼是局限性的一部分，因此可通過化解該局限性來化解恐懼。

雖然每個新生兒都藏有恐懼的種子，我們稱之為「安全意識」，它讓恐懼長成大樹；一旦恐懼長成大樹，要除根已為時過晚，我們需將該有毒的樹轉化為甜蜜果實的樹；由於我們無法廢除那棵樹，故我們需將其化敵為友。

有意識的思考直接連接外部感官，而化解恐懼需要將感官轉向內，以觀照那棵恐懼樹。

為何不能除根呢？因為太難了嗎？恐懼始於小事，比如害怕黑暗、貓、狗、圖片上的人物等等。父母或長輩不但不幫助孩子化解恐懼，反而利用恐懼作為嚇唬孩子的工具，逼他們就範做某些事情，比如多吃飯、喝牛奶、刻苦學習、表現禮貌等等。

隨後，在自然成長過程中，孩子開始有自我意識（sense of self），這種自我意識被比較的局限性轉化為自我中心（EGO）；比如，父母想要自己的孩子比他人好，意謂著孩子不得不將自己與他人進行比較；這種比較繼續增長，在後來的生活中演變為競爭。

隨著這些比較及競爭，小恐懼開始演變為大恐懼；比如害怕失去、怕不安全、怕表現、怕被侮辱、怕失敗等等，這些都是人們每天一點點面對而形成的大恐懼。

由於我們看不見恐懼的全貌，故無法廢除它。恐懼的種子原本很小，但不去面對恐懼，或利用恐懼作為把柄逼迫他人就範，則使小恐懼變為大恐懼。人們不想呈現恐懼，因為害怕恐懼一旦落入他人把柄，將被迫去做不想做的事情，以致恐懼在心裡繼續生長；現在要砍樹或除根，需要銷毀或化解過往一切的局限性，就像洗腦一樣，但它也產生其他恐懼，比如害怕勾起某些回憶。因此，真正容易的方法是，面對恐懼並將其化敵為友，通過理解及認識恐懼的原因，關閉外部感官，將其轉向內；在內，我們能直接面對恐懼，而不受外界打擾或逃避。

那麼，如何將那棵有毒的樹變成甜蜜果實的樹呢？那棵恐懼的樹是光禿禿的，沒有葉子，沒有果實，沒有蔭涼，有許多刺，不斷刺痛，每根刺都是自我中心局限性的一部分。因此在每處樹刺痛你的地方，面對它，讓你的心平靜觀察及理解它，這能化解那棵樹的刺；意謂著你讓自己的心化解自我中心滋生的恐懼，之後那棵樹不復刺痛，它開始長出綠葉、鮮花及果實，恐懼不復存在，而那面對恐懼及坐在恐懼樹陰影下的勇氣，將使那棵樹結出甜果！

什麼是慈悲？

我認為慈悲是一種將宇宙眾生視為一體的情緒。

雖然人、動物、樹各自貌似不同，但這不完全屬實；我們的身體外表確實不同，但所有生命的實際能量或氣一樣的東西，我們稱為意識，它們是一體的。

我們通常認為同情或為他人感到遺憾，是一種慈悲，但這並不正確；同情（或感到遺憾）帶來痛苦及悲哀，同時在同情者與被同情者之間產生區別（心裡更明顯）。因此，同情本質上是一種增強區別心的情緒。

另一種現象稱為「同理心」，它不像同情心，不會產生比較，而是試圖準確理解他人的真實為人及生活經歷。「同理心」不像穿他人的鞋，或試圖獲得他人的知覺和感覺。它像憑藉他人周遭的一切生命（人、動物、樹或昆蟲等等）來鑑定這個人。

這裡，我想分享一則古印度聖人的小故事，來闡述慈悲的概念。大約五百年前，在印度馬哈拉斯特拉邦（Maharashtra）住著一位聖人，名叫圖卡拉姆（Tukaraam）。他不像其他聖人，他娶妻生子，是個非常顧家的好男人，但他的生活、思維、寫作方式就像一位偉大解脫的靈魂。他是眾多淳樸的民間人士之一，我認為他是一位開悟者（或達到開悟）。

有一次，他在河岸邊坐下來享用妻子準備好的午餐，他家很窮，午餐僅有幾片乾麵包及一點黃油。他剛打開午餐包，一條狗跑過來，叼起麵包就跑。圖卡拉姆說：「那條狗比我更餓。」他突然意識到麵包太乾了，狗可能難以下嚥。於是，他起身將黃油盛在碗裡，拔腿追趕那條狗。人們納悶他做什麼，他說：「那條可憐的狗叼的麵包乾得無法下嚥，我給牠點黃油，這樣，牠就可以真正享受食物了。」

通過「空冥想」釋放情緒

空是我們存在的最大組成部分，不僅我們的身體，甚至整個宇宙百分之九十八為空，百分之二為實體。我們的身體是整體宇宙設計及進程的微縮版，意謂著身體是一個微小的宇宙。占據外部空間的是身體，占據內部空間的是心靈。心靈沒有實體，因其是非物質，我們常誤解大腦是心靈，實際上大腦是被心靈用作思考的工具，大腦控制著整個身體。

身心的關係如此複雜，因此我們不能將它們視為分離的，而要將其結合為一個整體，任何健康問題將影響我們的思維（心靈的功能），任何不必要的思想將影響靈性及身體健康。

在此，我們需了解百分之八十的健康問題源於心理，它們是我們的思維模式或思想的結果。憤怒、恐懼、厭惡、嫉妒、貪婪、憎恨及報復感，是一些對心靈產生不良影響的情緒，因為這些情緒不是自然的，不利於身體的平靜存在及功能，將導致嚴重的健康問題。同理，我們所患的任何健康問題，將導致不必要的思想及情緒，進一步升級問題。我們需要的是帶來康復及幸福的思想。

空療癒是更為靈性的現象，它通過身心的相互作用帶來良好健康。我們所採取的任何行動皆由需求的思想支持，即便舉起一根手指，或安全躲閃反應，也是由心念所支援，我們一生是在思考及實現這些思想。思想及行動與局限性（學習）結合，形成對特定情況的反應，導致特定情緒的形成。

這些情緒反應的結果，影響體內腺體分泌特定荷爾蒙。舉例，激動時血液裡的腎上腺素將增加；興奮時，大腦裡的血清素將增多；有強烈食慾或饑餓感時，在吃東西前消化液將變得活躍；當憤怒時，特定荷爾蒙將使體液略酸、血壓升高等等。

因此，情緒作為一種心理狀態引起體內特定荷爾蒙或化學反應，直接影響身體功能，導致良好健康或不健康（取決於情緒類型，或心裡隱藏的思想）。因此，在當前的世界，壓力成為導致疾病的主要原因。

這些思想及情緒占據內心很大空間，我們發現難以放下一些情緒，這些情緒將心靈困於特定狀態，我們在內心持續重溫該狀態。

空療癒的理念是為新思想的形成創造更多空間，放下導致壓力及不健康的思想或情緒，代之以放鬆的、快樂的及創造性的思想。這將使身體產生利於健康的荷爾蒙，降低不必要荷爾蒙的有害水準。

我們要了解每個思想皆需得到表現，或尋求表達。甚至最普通的思想會導致相反的情緒反應，比如快樂（或悲傷、憤怒）尋求表達，一旦它們得到表達，其強度或相對重要性降低。這種表達不意謂著行動，通過傷害他人來表達憤怒情緒並不是表達，而是增強憤怒，從傷害得到滿足將導致別的情緒，並導致身心進一步惡化。

我們能找到一種創造性的表達，比如繪畫、音樂、唱歌、跳舞等等。或者向內尋找積極的表達方式，這種內在的表達即冥想。此處所談的冥想不是傳統的冥想，而是非常自然的、簡單的、容易的方式。一般意義的冥想即盤腿閉眼，儘量驅除心裡的所有思想，以獲得無念的狀態。

與思想鬥爭產生衝突及二元對立，它也灌輸愧疚感，因為不論你想什麼都錯，你不得不與之鬥。但與思想鬥，你不能阻止它們，你最多設法壓抑它們一段時間。意謂你的心被壓抑的思想填滿，而它們準備伺機反彈，壓抑增添愧疚感。在該過程中，我們心裡的最大空間被這些思想占據，它們並非我們所需，正因為我們試圖壓抑它們，故沒有足夠的空間來接納新奇的、美麗健康的思想。要了解，即使壓抑思想也經歷心理分析過程，甚至當我們壓抑它們時，心也在疲於處理一切不必要的思想。

如何避免此種狀況？

這是一個非常簡單的方法，使用自然冥想的方式。在該冥想中，你可以盤腿坐在特定地方，焚香及營造氣氛，但這並非強制性的。該冥想可隨時隨地練習。我們需要做一些準備：

- 不論你採取何種姿勢，背部應該挺直，因此呼吸更舒服容易，呼吸是冥想的一個重要面向。
- 開車或操作任何機器時，不要冥想。

練習空冥想時，嘴巴微微張開，通過鼻子及嘴巴一起正常地呼吸，有節奏地充分吸入與呼出，該節奏可因人而異，以個人感覺舒適為宜。通過微張嘴巴，有利於身體攝入更多氧氣，為大腦積極表達思想提供更多能量。

空冥想的最重要方面不是停止任何思想，而是歡迎它們。不要設置任何障礙，消除所有障礙，讓你的心自由地呈現任何思想，不要區別好壞，也讓區別的障礙落下，消除一切界限與限制。自由想任何事情，讓任何（或每個）隱藏在心裡的思想在心裡自我表達。

這是一種積極的表達，由於你不採取任何行動，僅容許思想浮現至表面，藏在心裡的思想不過是在尋求表達而已。一旦你容許它表達，不採取任何行動干預它，明白那些思想的無益，那個思想將離開心裡，為新思想的到來創造空間；通過該冥想，你能選擇有益於身心平衡及和諧的思想，那是獲得各方面健康的關鍵。

當老子談論「無為」，意謂著每件事通過不作為或正確行為而為。在空冥想中，我們所做的是以正確的行為開始無為。通過不捲入某種情緒或念頭，讓思想表達而不採取任何行動，我們變成自己思想的一個冷靜觀察者，隨後，表達的思想被化解，容許另一種思想占據空間。這整個冥想過程是一種無為、正確行為彼此呼應的現象。

這種空冥想有助於化解幾乎所有心理原因導致的健康問題。正如我們所看到的，超過百分之八十的疾病是心理反應及演繹的結果，那些均可被引導至正確的觀點。

開始手印（Aadi）——減輕打呵欠及慢性疲勞症候群

● **Aadi的含義**

Aadi是「第一個／開始」的意思。

● **練習方法：參見第276頁**

● **說明**

無名指代表地元素，拇指代表火元素。當拇指接觸無名指根部，將會促進地元素及火元素的共同增長，火元素將供給熱能給地元素。通常，我們的大腦消耗很多純能量（新陳代謝過程中由碳水化合物所製造），因此，在大腦裡有更多火元素，而地元素更多存在於身體的結構部分；這意謂著通過練習該手印，我們將更多的腦能量供應給身體的器官。因此，將改善耐力，減輕疲勞。

● **關於慢性疲勞症候群**

在與很多病患交流後，我了解到下述兩點可能引起慢性疲勞症候群：

一、當個人所做的工作超出其自身能力時，比如每天工作超過十小時，睡眠少於六小時；不太關心膳食均衡（每天吃速食或垃圾食品），身體過早耗竭導致慢性疲勞症候群，降低幾乎所有身體器官的效率，引起荷爾蒙分泌失調，逐漸導致甲狀腺及松果體功能不良。

二、強烈的情緒，比如被忽視感、高度焦慮、對關係失敗的恐懼等等；它們導致思想不穩定，不能集中注意力在一件事情上；所有這類情緒使大腦過度工作，導致由心至身的整體混亂失調。

開始手印有助於處理由情緒所導致的慢性疲勞症候群。如果慢性疲勞症候群使身體過早耗竭的話，可通過母親手印來療癒（參見第252頁）。如果屬於上述兩種情況，可以每天交替練習這兩種手印，隨後練習生命力手印五至十分鐘。

益處

- 開始手印可增強工作耐力。
- 開始手印可減輕在任何季節、任何時候持續打噴嚏及打呵欠的問題。
- 練習開始手印可預防冥想時打呵欠及打噴嚏。
- 開始手印是任何年齡層的人慢性疲勞症候群的極好解決方案。
- 開始手印肯定有助於創造情緒及思維的平衡。

消除慢性疲勞症候群的特別提示

✧ 每晚儘量睡足八小時，不超過九小時。

✧ 晚餐（或晚上、睡覺前）避免吃甜食。

✧ 規律服用維生素B_{12}，維生素葉酸，至少持續服用九十天，然後每週服用二至三次。

✧ 檢查血液中維生素D_3指標，若需要的話，服用必要的補充劑。

✧ 每天散步或做一些伸展運動，對慢性疲勞症候群非常有幫助。

止痛手印（Sarvanga）——減輕或消除疼痛

● **Sarvanga的含義**

Sarvanga是「整體」的意思。

● **練習方法：****參見第302頁**

● **說明**

我認為疼痛是一種情緒，大多數人可能不同意這個觀點，但疼痛確實是身體的情緒化反應。身體出現疼痛，旨在提醒你不要使用那部分正在修復的身體。身體發生疼痛的部位，是正在修復的部位。

實際上損傷不導致疼痛，而修復過程中受損細胞（或組織）對損傷進行的補救行動導致疼痛；因此，儘量不要忽視或使用該受損部位，避免對其造成進一步傷害。

在止痛手印中，通過五指接觸將所有五個元素結合，將它們流出的能量供給受損部位，協助身體盡快自癒。

益處

➢ 止痛手印只有一個益處，即協助治療受損部位，盡快減輕或消除疼痛。

處理疼痛的提示

✧ 每當感到疼痛時，就應該休息，或至少讓身體的疼痛部位休息。
✧ 飲用一茶匙薑黃粉摻和鮮奶，極有利於減輕疼痛。
✧ 在痛處抹蓖麻油，極有利於減輕關節痛。
✧ 一杯熱巧克力，或少許黑巧克力有助於減輕疼痛。

許願手印（Kuber）——提高自信

● Kuber的含義

Kuber是「天堂財務主管」的意思。

● 練習方法：參見第278頁

● 說明

火元素、風元素、空元素主要支配著心靈層面，而地元素、水元素支配身體層面；在該手印中，我們將與心靈有關的元素結合，能協助提高我們的自信及心靈的力量；通過將流出的地元素及水元素放置在掌心中央，會減少這兩個元素的流出。

在古代，人們相信在練習該手印時，如果你對渴望之物許願，該手印將幫助你實現願望。有趣的是，遍及全世界在日常生活中的兩個場合，我們會自然而然地用到這個手印，一是當我們數硬幣時，二是當我們擤鼻涕時。

● 益處

- 許願手印能帶給我們內在安寧、自信及沉著。
- 許願手印有助於打開及解除鼻塞，清潔鼻腔。

建立自信的特別提示

✧ 交替鼻孔呼吸法有助於建立自信。

✧ 站立在鏡子面前，仔細觀察自己，深深地看進眼睛，通過了解你自己，有助於建立自信。

✧ 經常食用新鮮海鮮，有助於提高智力及自信。

止怒手印（Krodhant）——減輕憤怒、焦慮

● **Krodhant的含義**

Krodhant是「終止憤怒」的意思。

● **練習方法：****參見第304頁**

● **說明**

憤怒和焦慮之所以表現出來，是火元素增加的結果。當憤怒時，我們能感到火在體內像燃燒的能量。拇指代表火元素的流出或表達，在該手印中，通過將拇指尖放置於掌心，以其餘四指覆蓋拇指，即設法降低該火元素的特定影響，將有

助於降低憤怒和焦慮。

我們的身心是非常有智慧的，它們明白糾正措施的必要。如果我們觀察自己，將注意到每當我們感到憤怒或焦慮，並試圖表達這種情緒時，便會無意識地握緊拳頭。這意謂著身心能自行通過降低火元素來試圖降低憤怒，運用手印來癒合憤怒。

益處

- 止怒手印可降低憤怒和恐懼的強度。
- 止怒手印有助於減輕焦慮的壓力。
- 止怒手印能預防皮膚問題，比如皮膚灼熱、皮膚變黑、皮膚紅斑，這些問題通常是憤怒和體內火元素增加的結果。

補充說明

憤怒是一種心理問題，源自於個人強烈的是非觀念，及害怕他人不同意此觀念。恐懼及憤怒是不必要的，所以我們將它們視作不必要的問題。

憤怒的人為了防禦及保護自己，採取一種進攻的姿態，這種二元對立的思想及相反的行為，使他的心理產生不平衡，將改變他的日常行為及看待一切的思維方式。該手印極有助於這些人保持平衡。

減輕憤怒和焦慮的特別提示

- ✧日常膳食中少吃辛辣的食物，有助於減輕憤怒。
- ✧簡單的深呼吸練習有助於減輕壓力、焦慮及憤怒的感覺。
- ✧吃太多甜食（例如蛋糕、糕點、巧克力及糖果）使人更易憤怒。
- ✧某些甜的食物（例如蜂蜜、紅葡萄、櫻桃、草莓等）富含抗氧化劑，對降低憤怒強度有幫助。

精細海螺手印（Sahaj Shankha）——改善音質，減輕結巴

● Sahaj Shankha的含義

Sahaj Shankha是「不費力的／精細的海螺殼」的意思。

● 練習方法：參見第280頁

● 說明

根據瑜伽生理學，練習精細海螺手印將使體內所有十個主要的經絡（或通道Naadi）變得活躍，身體將變得強壯。

在精細海螺手印中，我們並未提高或降低任何元素，而將手掌合在一起，讓元素流向相反的平行方向，火元素的流動方向與其他所有元素的方向相反；將幫助身體達到平衡，啟動特定經絡達到身心和諧。

因為中央經絡（Sushumna Naadi）的啟動，該手印對咽喉、聲帶及甲狀腺具有特定影響。

益處

- 精細海螺手印提高思考能力，增強對自己的警覺或觀察力。
- 有益於降低任何情緒（例如悲傷、憤怒、憎恨、嫉妒等）的強度。
- 帶來情緒的穩定。
- 精細海螺手印對改善聲音特別有用。建議專業歌手或愛好唱歌的人練習該手印，將獲益匪淺，因為該手印不僅改善音質，還可聲音甜潤。
- 精細海螺手印有助於矯正脊柱，使其稍微柔韌。
- 精細海螺手印對說話結巴的孩子非常有幫助，它從聲帶清潔氣管，也提高心的警覺性。

向內手印（Antarmukhi）——減輕恐懼、壓力

● **Antarmukhi的含義**

Antarmukhi是「轉向內在的人」的意思。

● **練習方法：參見第282頁**

● **說明**

在這個手印裡，我們將五個元素重新注入身體，能量流經掌心，通過第二脈輪（臍輪，位置接近肚臍）進入身體。元素及能量流經第二脈輪，賦予我們聆聽技巧，直覺思維，減輕恐懼。

補充說明

關於該手印有兩件有趣的事：

✧ 每當感到害怕時，我們能感到下腹部像形成繃緊的球一樣的壓力，意謂著第二脈輪（臍輪）具有化解恐懼的重要作用，因為該緊張或壓力將轉移對恐懼的注意力。

✧ 當我們參加某些講座，聆聽發言者談論重要的事情時，思想因而產生活動，那時，我們不知不覺地持這個手印全神貫注地聆聽，以消化我們所聽到的東西，我們的直覺思維有助於我們更好地理解。

● **益處**

- 經常練習向內手印能減輕恐懼及壓力。
- 向內手印能有助於將個人變成好聽眾。
- 向內手印帶來平靜及客觀的思維。

專注手印（Dhyaan）——減輕悲傷

● **Dhyaan的含義**

Dhyaan是「全神貫注」的意思。

● **練習方法：參見第262頁**

說明及益處

先前說過，該手印有很多益處，我們發現它對肌肉問題有幫助，現在我們試圖了解它對心的益處。

在專注手印中，我們將手掌彼此重疊，將拇指彼此接觸，啟動身體所有器官及脊柱；脊柱的啟動改善身體及大腦之間的溝通，帶來和諧的脈衝交換。脈衝和諧及器官良好運轉，使大腦提取的血清素增加，血清素是一種幸福荷爾蒙，主要儲存在血液的血小板中。因此，專注手印有助於從思想／心裡減少悲傷。

減少悲傷和其他情緒的特別提示

✧ 聞嗅你選擇的花香，將有助於減少悲傷及恐懼。記住，應該是花香，不是含化學製品或酒精的香水。自然的花香不僅幫助你減少悲傷及恐懼，還通過化解負面情緒，使你擁有平衡、和諧及幸福。

第九章

調理生殖系統的手印

生殖健康取決於健康的身心，渴望生殖是很自然的衝動，生殖能力的任何失調，將導致各種身心問題。

男、女性生殖能力的失調

生殖是延續自我的自然方式，自然賦予每個生命體這種生殖能力。從解剖學上看，性器官很接近骶骨，不論男性的性器官，或女性的卵巢和子宮，位置都特別靠近骶骨前面。

印度哲學認為「亢達里尼」——普拉那（或氣）之源，以螺旋狀交織存在骶骨中，男性的精子及女性的卵子深受亢達里尼影響。精子細胞的萌芽源於二十一天過程，而女性卵子也經歷二十一天過程。我認為該過程主要歸功於亢達里尼。

在妊娠期間，婦女體內的亢達里尼似乎特別活躍（這可能給女性人格帶來特別的光輝），為新生命提供五個元素、三特質（沙圖 Sato、塔瑪 Tamo、納嘉 Rajo）、三能量[1]的平衡，因此開始新生命身心的塑造。

亢達里尼持續為新生命供給普拉那，直到新生命可自我持續發育，然後切斷與其聯繫，我們稱之為完成足月妊娠，這就是孩子出生的過程。

婦女生孩子時所經歷的極度痛苦和幸福，可能是亢達里尼涉足整個妊娠過程的標誌。我之所以如此認為，因為印度靈性智慧大師說過：極度疼痛和快樂同時感受，其感覺別無二致。也許這就是婦女一旦完成分娩，立即忘卻疼痛，準備再次懷孕的原因。

生殖健康取決於健康的身心，渴望生殖是很自然的衝動，生殖能力的任何失調，將導致各種身心問題。以下是處理這些問題的一些簡單手印和提示。

減輕男性性功能障礙及不孕症

● 性交時體虛

✧ 睡覺前將三至四個無花果乾浸泡在溫水裡，次日早上空腹食用這些泡過的無花果，加一茶匙蜂蜜在水裡直接飲用，持續服用三十至四十五天，直至獲得足夠力量。

● 早洩及不孕症

✧ 兩茶匙乾薑粉加兩茶匙黃糖加一滿杯優酪乳，每天晚餐後食用，根據需要可連續食用三十至六十天。

✧ 沐浴後喝一杯涼水有助於調節體內外溫度（體溫維持系統失調是早洩的一個原因），對糖尿病患者也有好處。

1 三能量是指瓦塔、皮塔、卡法，分別對應風、火、水三種元素。

✧將滿滿兩茶匙乾香菜籽粉和在水裡，加糖或不加糖均可，睡覺前飲用，有助於性器官海綿體排除堵塞。

✧兩茶匙純淨黃油加兩茶匙甘草粉，早晚各食一半，每週兩次。

✧一小匙乾香菜籽加一大塊冰糖，每天任何時候服用，連續服用三十至六十天。

✧糖尿病患者可將一勺乾香菜籽加綠茶，不加糖，整天飲用。

● 勃起功能障礙，性功能降低及不孕症

✧將三茶匙黑扁豆浸泡水裡過夜，次日早上瀝乾泡過的黑扁豆，用純淨黃油炒熟，再加三茶匙黃糖，每晚睡覺前一小時，一茶匙以熱水送服，持續服用六至九週。

✧將兩茶匙印度醋栗汁加兩茶匙蜂蜜（或兩茶匙青檸汁）加一杯水，每天早上空腹飲用，持續飲用至少四個月，將獲得神奇效果。

✧半茶匙鮮薑汁加半熟雞蛋，睡覺前一至二小時服用，極有利於提高性技巧及勃起。

✧將1/4茶匙肉豆蔻粉加一杯牛奶，加糖或不加糖均可，睡覺前一小時服用。

✧盡可能經常在午餐或晚餐時食用生洋蔥沙拉，將減輕性疲勞及勃起功能障礙，食用洋蔥後別忘記清新口腔。

✧ 將兩百克曬乾的蘿蔔籽製成細粉，取五克粉摻和濃稠奶油或濃稠優酪乳，連續服用三十至四十五天，將獲得很好效果。

✧ 將十至十二顆杏仁加兩茶匙米泡水過夜，次日早上去掉杏仁皮，將杏仁及米加一杯奶熬成粥，再加一撮薑黃，趁溫食用（可加糖調味），持續食用直至問題得到解決。

● 補充說明

- 謹記，早洩及勃起功能障礙多屬於心理問題，首先個人應該嘗試心理諮詢，如果問題仍然持續的話，可使用上述安全的提示。
- 上述這些提示皆安全，需要遵守至少三十至四十五天，以獲得良好效益。
- 這些提示可輔助任何其他治療，將有助於獲得更好效果。
- 這些提示可與必要的手印一同使用。

男性手印（Linga）——男性性功能障礙

● Linga 的含義

Linga是「男性器官」的意思。

練習方法：參見第284頁

說明

由於男性手印增強火元素，因此將提高身體熱量。拇指的火被啟動，並能無約束地增強。其餘所有手指交叉，代表所有四個元素（除火元素以外）共同支援提升火元素。

生殖能力是元素比例恰當的結果，就像種田，我們發現種子繁殖涉及充足的陽光，果實也有很多碳水化合物提供充足的火，以保持種子健康；同時，果實需要水、風、地元素來維持自己，以便產生更多火使種子強壯。

益處

- 經常練習男性手印，有助於男性生殖器長時間保持堅挺，對陽痿及早洩有幫助。可增強性慾及性能力。
- 男性手印增加體熱，減輕寒冷，因此寒冷天氣導致的發抖可得以控制。
- 由於咳嗽、感冒、鼻竇炎導致痰多的小病可被控制。
- 可緩解空調房間出現的不適症狀。
- 男性手印增強消化力，也溶解體內多餘脂肪。

金星手印（Shukra）——男性不孕症

● **Shukra的含義**

Shukra是「金星／精液」的意思。

● **練習方法：參見第288頁**

● **說明**

在金星手印中，將食指放置在與陰囊神經連接的金星山（Venus mount，又稱大魚際）位置，以風元素來影響它；通過火元素局部施壓，也影響空元素及地元素；將提高睪丸的活動，引導增加精子分泌。

在精子分泌中，風元素象徵精子的粘液物質，火元素象徵精子的快速活力，地元素象徵精子的大小及形狀，空元素象徵控制以上所有元素。

● **益處**

- 金星手印非常有助於作為男性不孕症的輔助治療。
- 金星手印將增加精子分泌。

補充說明

金星手印對精子稀少而面臨不孕症的男性特別有益。此手印可連同其他不孕症治療一同進行，將提高整個治療的功效。

減輕女性性功能障礙及不孕症

世界各地女性常患的一個問題，即貧血或血液裡血紅蛋白減少，似乎婦女每月經歷月經失血的過程，可能導致某種程度的貧血。

該問題的簡單解決方案：盡可能常吃甜菜根。甜菜根具有幾乎所有必須的維生素及礦物質，可補充血液中減少的元素。甜菜根對減輕卵巢問題非常有效。

● **促進卵子形成／改善卵子品質／減輕性虛弱**

✧ 煮兩百毫升牛奶加1/4茶匙黑胡椒加十至十二顆杏仁粉，若需要可加糖調味，每天睡覺前服用。

✧ 一茶匙洋蔥籽，每日三次與餐併用，持續食用三至六個月，將有利於減輕虛弱，改善卵子品質。

✧ 每天飲用甘草加綠茶，極有利於減輕荷爾蒙分泌失調，甘草是植物雌激素的良好來源，沒有副作用。

✧ 用甜菜根熬湯，每天食用。

月經延遲及懷孕問題

✧ 飲用綠茶加磨碎的葫蘆巴籽，將輔助調經並改善懷孕機會。

✧ 八至十顆杏仁磨碎加一杯牛奶加一個蛋黃加一茶匙芝麻粉，混合均勻，每天服用一次。

✧ 1/2茶匙肉桂粉加一杯牛奶，睡覺前兩小時飲用。

✧ 一茶匙曬乾薄荷葉加一茶匙蜂蜜，每天早晚服用，有助於處理不孕症。

✧ 每天聞吸露兜樹花香，有助於婦女懷孕。

減輕母親乳房奶水不足

✧ 妊娠期間常吃甜菜根，可預防奶水不足。

✧ 生完孩子後，每天早餐前飲用一杯甜菜根汁，將會給孩子更多奶水。

✧ 一茶匙孜然粉加一茶匙糖加一杯溫牛奶，持續服用數日，能解決此種失調。

✧ 一茶匙茴香籽摻和茶水，整日飲用。

✧ 一茶匙罌粟籽加半茶匙肉桂粉加牛奶兩百毫升煮沸，晚餐後飲用，能解決奶水不足的問題。

- **補充說明**
  - 上述這些提示可與其他治療一同使用，以改善治療效果。
  - 這些提示可與必要的手印一同使用。
  - 所有提示皆非常安全，沒有任何副作用。

精細海螺手印（Sahaj Shankha）——月經不順

Sahaj Shankha的含義

Sahaj Shankha是「不費力的／精細的海螺殼」的意思。

練習方法：參見第280頁

為何該手印對月經不順有益？

根據瑜伽哲學，該手印可開啟並啟動體內十個不同經絡，這十個經絡中有兩個經絡，即「精微經絡」（Sushumna）及「明顯經絡」（Shankhini）是位於身體中心，「明顯經絡」的影響區域從直腸、恥區至嘴巴食道；而「精微經絡」的影響區域，從肺部至整個大腦及後背的脊柱（與中醫的中央經絡及孕育經絡概念很相似）。之前看到，「精微經絡」功能平穩，將伸直脊柱，使身體姿勢正確，整流從大腦至身體的感覺及運動脈衝。反之亦然。

「精微經絡」的最佳功能對「明顯經絡」的開啟及啟動至關重要，非常類似於中醫孕育經絡概念。

「明顯經絡」與功能良好的「精微經絡」可使女性能容易生育，「精微經絡」的氣流向子宮及卵巢準備懷孕；該準備及能量流（或氣）的中斷，將在女性體內使荷爾蒙平衡，通過經血從子宮及卵巢排出所有毒素廢物，使子宮準備懷孕。

女性月經不順，可每天練習精細海螺手印十至十五分鐘，早晚或睡前練習均可。

精細海螺手印與女性手印結合可促進生育。

女性手印（Yoni）——女性不孕症

- **Yoni的含義**

  Yoni是「女性器官」的意思。

- **練習方法：參見第286頁**

說明

據古印度智者所云，婦女是夏可蒂（Shakti），意即力量。婦女也稱普茹克瑞提，意即自然如斯。在中國哲學體系中將男女稱為陽陰，在印度哲學及智慧體系中，稱男女為希瓦與夏可蒂，也稱普茹夏與普茹克瑞提。

在女性手印中，我們將手指以這種方式結合，每個元素都被自然地提升，創造出所有元素的力場，以增強女性母親本能的欲望，所以女性手印代表接觸女性能量。

由於拇指及食指彼此接觸，影響熱量及氣的流動，而其餘手指彼此接觸的特殊方式，將解決子宮問題。

益處

- 女性手印姿勢的實際意思是「女性之印」，或「源頭之手勢」，代表陰道肌肉的收縮。經常練習該手印，為子宮及卵巢重新注入微妙的體力。
- 女性手印有助於調節女性荷爾蒙，因此，可減輕與月經有關的問題。
- 女性手印可增強陰道濕潤度，提高性慾。
- 十三歲以上的女孩痛經，練習女性手印五至十分鐘將緩解疼痛，調節經血過多。

消化手印（Apaan）——順利分娩

● Apaan的含義

Apaan是「獲得不需要的東西」的意思。

● 練習方法：參見第256頁

● 為何消化手印有助於順利分娩？

第七章我們已經看到消化手印對肝、胃、脾有益。在此我要介紹該手印的基本原理，了解它對於孕婦的重要性。

根據阿育吠陀及瑜伽哲學，Apaan是體內風元素的一部分，它在下腹、臍部、子宮、性器官、直腸、大腿內側、雙腿膝蓋以下部位移動，影響多餘物質及元素的順利排泄。

在懷孕期間，提高風元素將有助於鞏固子宮，保住妊娠及胎兒發育。一旦孕期結束，分娩孩子時，消化手印使子宮分娩容易，這是風元素的功能。

我見證過很多婦女具有妊娠難以足月的問題——習慣性流產，一旦她們開始在妊娠期間練習這個手印，之前不太成功的治療會變得有效，且獲得足月妊娠。

在分娩孩子時，當準媽媽從第一次陣痛或破水的時候開始練習這個手印，分娩就變得不太痛苦且更容易。

第十章

有助學業表現的手印

學業及社會競爭壓力，造成年輕人很多健康問題，例如懶惰、注意力不集中、害怕失敗、心靈脆弱、身體虛弱、記憶力減退，使得腦力衰退、視力減退、失眠、易怒、對一切不滿……等，年輕學生們不必額外花時間，在上下學途中練習所需的手印，就能獲得益處。

為何學生要練習手印？

現今的學生生活得真累，年輕學生不得不面對來自各方面的某些壓力。在學校，老師強迫學生在短期內學得愈來愈多，學生需與他人競爭來證明自己的學習成績；在家裡，父母及家庭長輩將自己的強烈願望強加給年輕人；社會期望年輕人獲得某些成就，以獲取社會認可；父母、老師及每個人的比較所造成的混亂，緊張的生活方式，使年輕人難以應對。

這種狀況造成很多不必要的健康問題，例如懶惰、注意力不集中、害怕失敗、心靈脆弱、身體虛弱、缺乏記憶力，甚至輕微壓力就能使腦筋空白；視力減輕、缺乏良好睡眠、易怒、對一切不滿……等等，這些是年輕人面臨的普遍問題。作為長輩的我們，應該仔細審視自己，改變對待下一代的方式。

在此建議年輕人練習一些手印，以便使他們更易應對種種需要。年輕學生在上、下學途中練習自己所需的手印，不必額外花時間練習，也能獲得良好益處。

氣流手印（Udaan）——增強記憶力及智力

● Udaan的含義

Udaan是「空氣的流動」的意思。

● 練習方法：參見第258頁

● 說明

第七章我們了解，這個手印對甲狀腺及新陳代謝的作用。通過調節新陳代謝（年輕人的速度已經很快），促進大腦能量供給，從而使大腦處於最佳工作的狀態。在該手印中，我們將四個元素結合，火、風、空影響大腦及心靈，而地元素影響身體結構。

● 益處

- 氣流手印有助於提高大腦細胞合成代謝活動，它可引導智力的成長。
- 氣流手印提高大腦能力，有助於提高學生記憶力及學習能力。

睿智手印（Hakini）——增強記憶力及集中力

● **Hakini的含義**

Hakini是印度頭腦敏銳的女神的名字，掌管第六脈輪（眉心輪）。

● **練習方法：參見第290頁**

● **說明**

在睿智手印中，通過手指接觸，我們增強五個元素；手掌不合攏，容許源自掌心的能量在此循環並重新進入身體，將增強大腦能量。練習此手印，我們試圖創造大腦兩個半球的平衡，因為每個手掌分別代表一側大腦。

在思考及閱讀時練習該手印將有更多益處。若你需長時間集中注意力，獲得一些好點子，記起你曾讀過的東西時，該手印將最有助益。

補充說明

在印度，睿智手印通常被推薦用於記憶力訓練及管理課程。據說它能同時開發大腦的兩個半球。

睿智手印也改善並加深呼吸，大腦由此獲得更多氧氣。睿智手印可用於為大腦能量充電。

益處

- 有助於提高集中力。
- 能促進大腦左、右半球之間的平衡發展。
- 被推薦用於提高思考及記憶重喚能力。
- 對自閉症的孩子有益，通過該手印及某些瑜伽體式，自閉症可獲得改善。
- 有利於清除心理困惑。

強化記憶力的特別提示：

- ✧ 一撮肉桂粉加一茶匙蜂蜜，每晚睡覺前一、兩個小時服用。
- ✧ 一撮黑孜然粉加1/2茶匙蜂蜜，早餐時食用。
- ✧ 每天膳食中（湯或蔬菜）加一些孜然籽粉。
- ✧ 吃芝麻餅乾對記憶力也非常好。
- ✧ 每天早餐吃核桃及杏仁，對提高記憶力非常好。

海螺手印（Shankha）——增強食慾

● **Shankha的含義**

Shankha是「海螺殼」的意思。

● **練習方法：參見第270頁**

● **說明及益處**

胃口屬於火元素的範疇，因為饑餓感本身就像胃裡的火，消化食物也需要體內火元素。海螺手印將左手拇指放置在右手掌心，部分恢復體內的火元素；也通過將右手拇指與左手食指指尖接觸，提高風元素，有助於新陳代謝及消化系統中風元素的運動，提高體內營養的需求，使之與火元素及空元素匹配。練習海螺手印，將使孩子飲食有規律，減少營養缺乏。

增強孩子胃口的特別提示

✧ 每天早餐前吃一個番茄拌糖，將會增強食慾。

生命力手印（Praana）——改善視力及心理穩定

● **Praana的含義**

Praana是「生命力」或「氣」的意思。

● **練習方法：參見第264頁**

● **益處**

- 生命力手印通常能增強活力，減輕疲倦及神經緊張，改善視力。也被用於減輕與眼睛有關的問題。
- 在心理情緒層面，生命力手印增強控制力及果斷，健康的自信賦予年輕人嘗試新事物的勇氣，及看清事情的力量。明亮的眼睛也標誌著氣色良好、頭腦清晰，意謂著結構清晰的想法及思想。生命力手印具有提高免疫力，增強體內生命力的作用，不僅對成年人而且對年輕人的整體健康非常重要。
- 神經緊張通常是軟弱、容易分心、心理不穩定的表現。生命力手印結合有意識的、緩慢而溫柔的呼吸方式，能鎮靜年輕人的情緒衝動。

知識手印（Gyaan）——增強記憶力、注意力，強壯肌肉

- **Gyaan 的含義**

Gyaan是「知識」的意思。

- **練習方法：參見第292頁**

- **說明**

通過拇指及食指的接觸，我們將火元素及風元素的外向發展結合。有趣的是，體內新陳代謝是火元素的結果，呼吸的風是火的點火器。所以，通過練習知識手印，達到持續地、平衡地新陳代謝速度，全身肌肉因此獲得更多能量。知識手印不僅影響肌肉，而且積極影響全身完整循環及營養分配。

根據中醫指壓原理，在知識手印中，我們以食指對大腦穴位（拇指上部）施加最佳壓力，啟動大腦及全身所有神經，有助於改善情緒及智力，提高注意力及幸福感。

- **益處**

➢ 強壯身體的肌肉，特別是壓力及焦慮所導致的虛弱，將被極有效地矯正。

➢ 經常練習知識手印，將矯正源自大腦的不良影響，比如煩惱、欣快感、心理不穩定、對任何事情的不安全感、憤怒、懶惰、拖延等等。

- 有助於大腦發育，帶來穩定性格。
- 有效迅速控制憤怒的突然發作。
- 極有助於集中注意力。
- 知識手印是學生的福音，可提高學習力及持久力。
- 對過動症孩子，比如不斷運動，不能靜止或在一個地方坐下來的孩子有幫助。
- 任何年齡層，個人心理成長慢將導致智商低，經常練習知識手印，心理成長速度將被提高至正常水準，並可改善智商。
- 知識手印的一個重要方面是，經常練習能啟動大腦腦下垂體的工作，創造全身相對正常的荷爾蒙平衡。

地手印（Prithvi）——青少年增高

- **Prithvi的含義**

  Prithvi是「地」的意思。

- **練習方法：參見第236頁**

說明及益處

地手印通過拇指及無名指接觸，將提高體內地元素。地元素象徵身體的結構部分，比如骨骼、肌肉，我們吃的食物皆屬於地元素的範疇。提高地元素將賦予骨骼及肌肉力量與穩定。火元素負責體內的擴展，將提高骨骼及肌肉長度。

我注意到我的一些年輕患者，在練習地手印三個月後增高了兩公分半。

青少年增高的特別提示

✧ 體育活動，例如游泳、慢跑、騎自行車等等，極有助於增高。

✧ 經常攝取包括綠色蔬菜、水果、瘦肉、雞蛋等，並注重均衡膳食，對增高至關重要。

第十一章 手印與瑜伽

手印是瑜伽的一個組成部分。在瑜伽練習中，個人需要專注於體內及周圍的能量，在專注於思想及能量的運動過程中，五個元素需要被平衡，否則瑜伽練習就變成純粹的身體運動，而非自我覺悟之旅。

練瑜伽的真正目的

貫穿整個人類歷史，縈繞著人類的常見恐懼是對死亡的恐懼。戰勝死亡是各門科學、醫療體系、靈性體系等共同目標。隨後，人類了解到死亡不可戰勝，其規律不可逆轉，因此，人類開始試圖延緩死亡，延長生命，尋求長壽。

在尋求長壽的過程中，各種方法，包括對各種草藥的使用應運而生，通過這些草藥及方法，人類已獲得長壽。下一個問題是，如何改善生命品質？因為人們在老年將產生特定的疾病或不適，比如活動力下降、無工作能力等等。因此，生命品質益發顯得重要。瑜伽正是在改善生命品質過程中應運而生。瑜伽的目的不僅在於長壽，更在於改善生命品質，協助人們步入靈性之旅，以獲得最終解脫。

YOGA一詞源於梵文YUJ（見下方）。

這段梵文的意思是：「將你所有的習性及思想歸至一點，謂之瑜伽」。

瑜伽的實際意思是：「做（讓）正確的事情，在正確的地點、正確的時間發生」。

在印度人的思維方式中，對於個人而言最正確的事情，即在靈性道路上前進或取得一些進展，瑜伽所有信條及練習中正蘊含

युज्यते चित्तम् अनेन इति योगः ॥

"Yujyate Chittam Anen Iti Yogaha."

該確切目的。特定手印不僅有助於前進，更帶給瑜伽修習者完美健康，追求實相而無任何健康障礙。

前面說過，瑜伽的真正目的是將所有習性及思想帶至一點，因此個人能夠獲得身體上、心理上及精神上的良好健康。

想像我們的身體是一棵樹，它從周圍環境獲取所有營養，從一棵小樹長成一棵大樹；風流經這棵樹就像我們的思想，大樹歡迎不同季節、不同力量或強度的各種風，一些風被困在樹幹或樹葉上一段時間，風一次次地繼續造訪。當風太強大，樹本身變成風流動的障礙時，風的力量將把樹根除。

瑜伽使樹更柔韌，因此不讓定期造訪的風受困。當風的壓力很高時，樹將被風壓彎，樹向風讓步，因此樹被保存下來，那部分風將不受困於樹。

我們思想之風的持續流動亦是如此，思想帶來一些益處，但它始終干擾著樹，干擾我們的身體平靜，某些勢不可擋的思想移動非常有力，將對身心造成很多傷害。

瑜伽教導有助於處理漂浮不定的思想，帶來身心的平靜。

和瑜伽有關的手印

手印是瑜伽的一個組成部分。在瑜伽練習中，個人需要專注於體內及周圍的能量，在專注於思想及能量的運動過程中，五個元素需要被平衡，否則瑜伽練習就變成純粹的身體運動，而非自我覺悟之旅。

我們的手指是五個元素流出身體的門戶，掌心是體內能量向外流出的門戶，能量的流出可能使瑜伽練習者虛弱或生病，為了預防這個問題，在瑜伽練習中必須持特定手印。

在瑜伽裡有某些不同手印，稱作瑜伽手印，涉及普拉那亞瑪[1]、班達[2]及特定坐姿。這些瑜伽手印需在專家的指導及觀察下練習。因此，在此我們不談論這些瑜伽手印，將來我將試圖專門寫一本關於它的小書。

瑜伽是一門讓自己達到智慧的學習過程，手印將協助這種學習。

合十手印（Namaste）

- **Namaste的含義**

  Namaste是「我向你心中的神問好」的意思。

- **練習方法：參見第234頁**

- **說明**

右手代表至上意識，左手代表個人意識及其分離感。當我們雙手合十，將產生一種外部經驗與靈性覺知之間的和諧感，實際上萬物是一體的，沒有真正的分離。個人意識與至上意識合一，我們將放下獨立身分的自我中心。

益處

- 合十手印產生一種謙卑的心態，我們由此學會接納他人。
- 左、右手接觸，將創造一種內在的平衡，帶來一種平靜的感覺。
- 自我中心的化解是瑜伽學生所獲得的一個最妙益處，不化解自我中心的學生，永遠不能成為真正的瑜伽士。

知識手印（Gyaan）

Gyaan的含義

Gyaan是「知識」的意思。

1 普拉那亞瑪（Pranayama），特定呼吸方法。
2 班達（Bandha），保持某種特定的肌肉伸展。

● **練習方法：參見第292頁**

● **學習瑜伽如何有益於生命及靈性目標？**

瑜伽幫助身心打開內在智慧，因此隱藏的知識能進入、打開及引導個人，就像回憶起已知卻忘卻的事情。知識手印極有助於通過回憶，提高這種向內在神性學習的現象。

在冥想、調息術及一些體位法中，練習知識手印使火元素、風元素接觸，將提高記憶力、學習能力及身體肌肉塑造，因此知識手印幫助改善身心。

專注手印（Dhyaan）

● **Dhyaan的含義**

Dhyaan是「全神貫注」的意思。

● **練習方法：參見第262頁**

● **說明**

就像知識手印一樣，專注手印也有助於肌肉的塑造。在瑜伽練習中，身心的平靜及幸福感是最為重要的；同時，需要保持及修復脊柱的健康，為了平衡脈輪和能量的流動，瑜伽的一個重要要求是保持柔韌性和脊柱挺直能力。

● **益處**

- 專注手印有助於脊柱健康、柔韌、挺直，以符合體式的要求。
- 專注手印從心裡排除悲傷，帶來自然的平靜。
- 專注手印在身體層面幫助保持血壓。
- 專注手印可在冥想及每節瑜伽後放鬆時練習，以達到冥想階段和三摩地狀態。

向內手印（Antarmukhi）

● **Antarmukhi 的含義**

Antarmukhi 是「轉向內在的人」的意思。

● **練習方法：參見第282頁**

● **益處**

- 向內手印極有利於沉思冥想。
- 向內手印有助於帶來更為清晰的思維。
- 向內手印有助於減輕心裡的微妙恐懼。

▼ 向內手印有助於迅速減輕壓力。

補充說明

本書所提及的全部手印均可在冥想時練習。如果個人有健康問題，在練習瑜伽時可運用全部手印，取決於個人健康問題，個人可在瑜伽課程中及可能的情況下選擇手印練習。

活力手印運動（Sfurti）

在此，我想介紹一個特別的手印練習。我發現，我們的肩膀及手臂持續受到運動的影響，在現代生活方式中，我們的坐姿、站姿、睡姿時常引起不適，手臂及肩膀的任何不適，將使手印練習變得更困難。為了排除不適，建議練習活力手印運動。

● **Sfurti的含義**

Sfurti是「活力」的意思。

● **練習方法：參見第308頁**

說明

謹記，這不是一個手印，而是一種手印運動。

活力手印運動不應在餐後立刻練習，為獲得最佳結果，空腹練習更好。

活力手印運動每次練習應該超過十分鐘。

活力手印運動在站立時練習，會帶來很好結果。

小孩不需練習活力手印運動，除非由保健專業人士建議。

益處

- 活力手印運動由於拉扯、放鬆手臂和肩膀，有助於排除手指、手臂及肩膀的痠痛、僵硬及不適。
- 活力手印練習有助於處理頸椎痛引起的脖子僵硬。
- 活力手印練習有助於鞏固胸肌。
- 活力手印練習有助於改善心肌運動。
- 活力手印練習有助於提高自信。

第十二章
四十種手印實作圖解

1 合十手印（Namaste）

參見相關內容：第226頁

連結左腦和右腦，緩解頭痛，排除恐懼

□可單手做☑要雙手同時做

原理：右手代表神聖意識，左手代表個人意識及其分離感。當我們將雙手合十，個人意識與神聖意識合一，我們將放下獨立身分的自我中心。「合十」不是該手印的名稱，而是其含義，凡持此手印即稱為「合十」。合十手印是印度最廣泛使用、最流行的一個手印，它代表著印度文化及印度人的思維方式，是用來向所遇到的人（不論長幼）致以問候及道別的手勢。

動作：雙臂從肘部向上彎曲，手掌合攏，十指彼此接觸，手掌舉於胸前。

益處：

- 當我們將雙手合攏居中時，實際上在練習連接大腦左右半球，這是瑜伽的合一過程。「合十」將左與右、陰陽、邏輯及直覺、力量與柔軟結合為一個整體。
- 合十手印將我們從自我的束縛中解脫出來，使我們變得謙卑及愉悅。
- 合十手印能排除恐懼及頭痛，所以我們感到身心變得強壯。

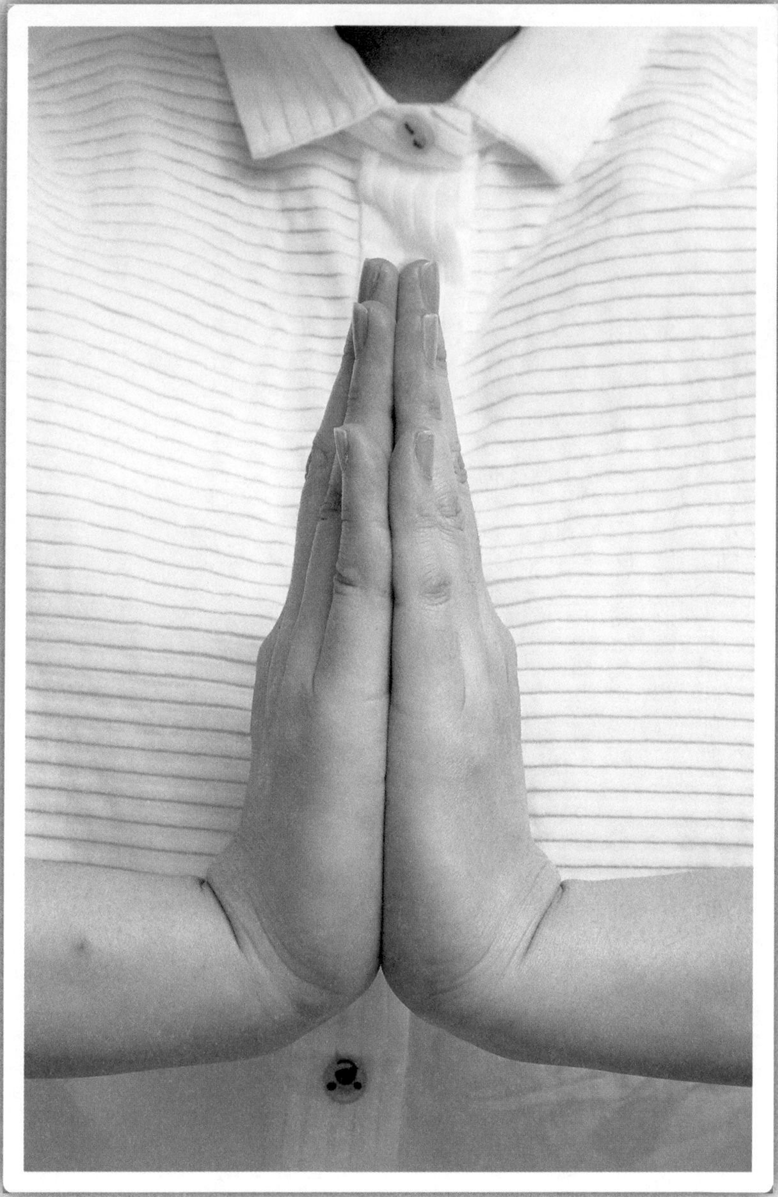

2 地手印（Prithvi）

預防感冒，增加體重，青少年增高

☑可單手做□要雙手同時做*

注意：無時間長短限制，根據個人需要，想練多久就練多久。青少年要增高，建議每天練習二十至三十分鐘。

原理：地手印通過拇指及無名指接觸，將提高體內地元素。地元素是身體組織（例如骨骼、軟骨、皮膚、頭髮、指甲、肌肉、筋及內臟器官）的重要成分，火元素負責體內的擴展，將提高骨骼及肌肉長度。此外，此手印能降低骨骼、肌肉及食物內的寒氣，而使火元素增強地元素，故可預防季節性感冒。

動作：無名指（代表地元素）與拇指（代表火元素）的第一節手指接觸，其餘手指舒服地伸直且排列成行。

益處：

- 地手印對整體健康非常有效。
- 增加體重，促進長高。
- 增強免疫力，預防季節性、流行性感冒。
- 有助於克服鼻腔疾病，減輕鼻子過敏及普通感冒流鼻水。
- 對內心的影響更勝於對身體的影響，經常練習該手印將使人具有同情心。
- 調節卡法能量。

*所有手印若能雙手同時做，效果會更好。

參見相關內容：第70、95、120、219頁

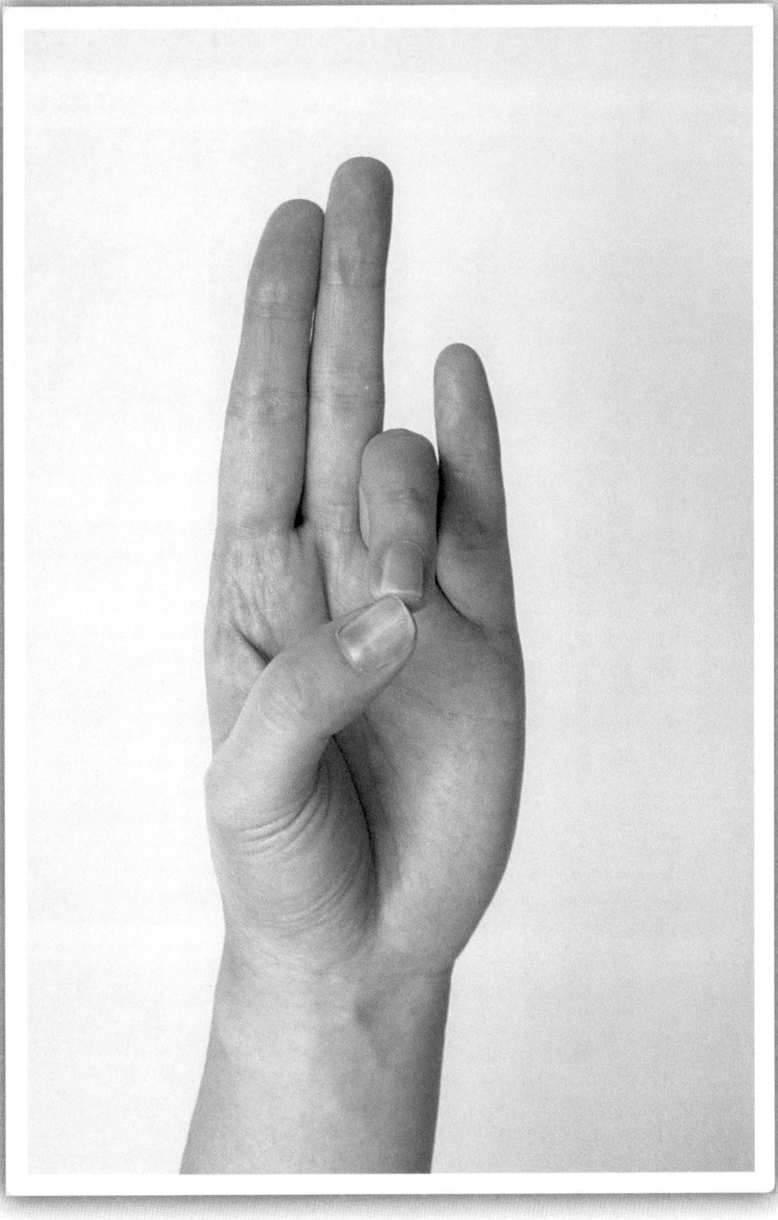

3 水手印（Varoon）

參見相關內容：第71、92、94頁

改善皮膚乾燥、貧血、頻尿、多汗

☑可單手做☐要雙手同時做

注意：水手印僅在需要時練習，至健康問題解決時停止。每天練習不宜超過三十分鐘。

原理：水手印通過水、火元素結合，同時降低水元素及火元素，水元素是粘液的主要部分，水元素的降低有助於減輕所有關節及身體器官裡的粘液及堵塞。水手印影響體內水分代謝，有助於給細胞、組織、肌肉、皮膚、關節、軟骨等補充水分。

動作：小指（水元素）與拇指（火元素）指尖接觸，其餘手指舒適地伸直且排列成行。

益處：

- 解決尿液過多（或過少）的問題。
- 解決出汗過多（或過少）問題。
- 有利於清除血液中的雜質。
- 減輕荷爾蒙失調狀況。
- 解決皮膚乾燥、眼睛乾燥問題。
- 消除身體任何部分（或器官）腫脹。
- 對關節軟骨退化、骨關節炎、貧血、痙攣有幫助。
- 調節皮塔及卡法能量。

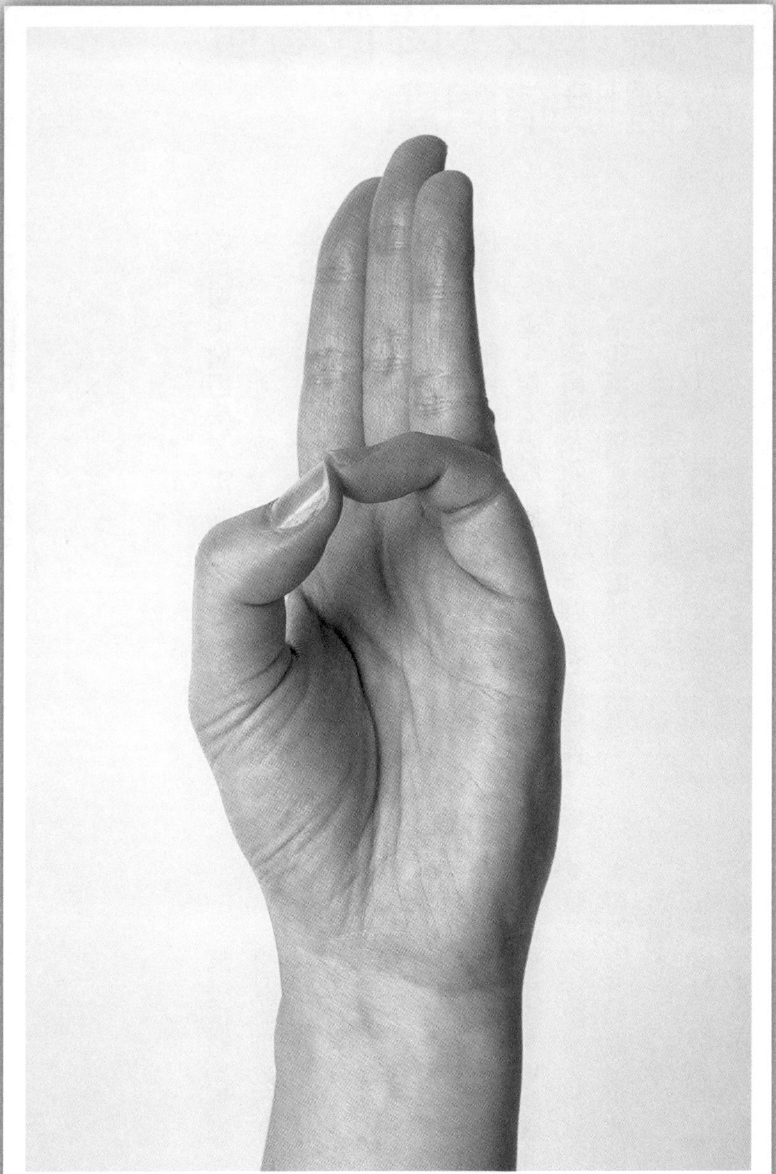

4 太陽手印（Soorya）

改善手腳冰冷，降低高血脂，改善眼睛問題

參見相關內容：第72、92頁

☑可單手做☐要雙手同時做

注意：太陽手印不適宜每個人練習，練習該手印需謹慎。持續練習時間不超過十五分鐘。

原理：太陽手印可以降低地元素，增強火元素，像太陽般在體內產生熱量。火元素與體溫及新陳代謝有關，有助於保持體溫及讓新陳代謝處於最佳狀態。火元素也與視力有關，因此，太陽手印可以強化眼睛功能，改善視力。

動作：無名指（地元素）接觸掌心大、小魚際之間，用拇指（火元素）給折疊的無名指略為施壓。其餘手指舒服地伸直且排列成行。

益處：

- 減輕體重。
- 太陽手印在減輕身體體重的同時，也能減輕心理壓力。
- 改善糖尿病、甲狀腺亢進、白內障。
- 降低膽固醇。
- 可改善低體溫、畏寒怕冷、發抖、少汗的問題。
- 改善食慾不振、消化不良及便祕問題。
- 調節皮塔能量。

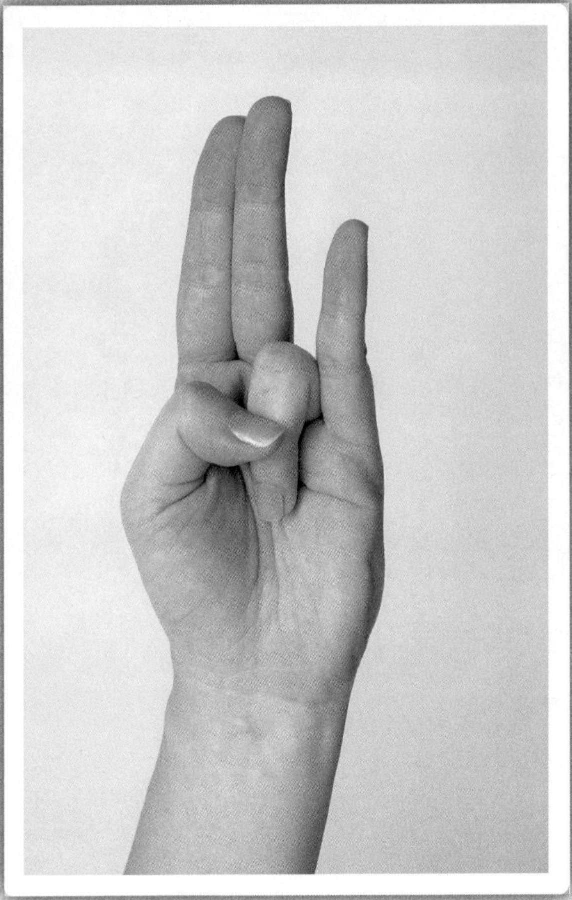

步驟2

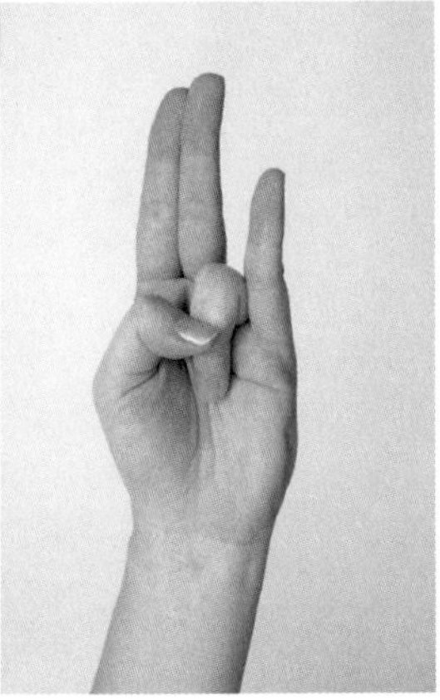

步驟1

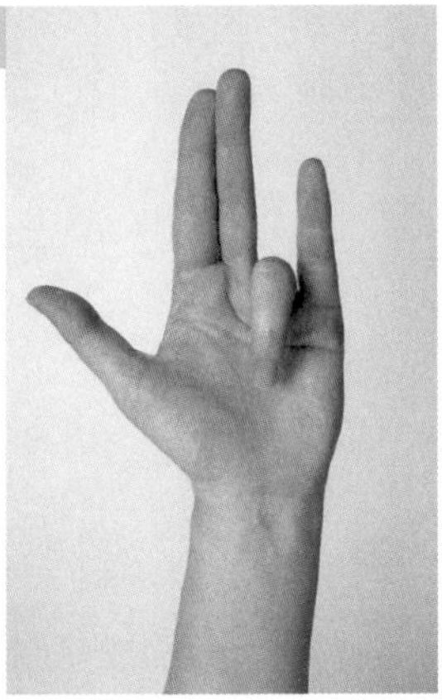

5 風手印（Vaayu）

參見相關內容：第73、90頁

消除胃痛、胃脹氣、胃酸過多

☑可單手做☐要雙手同時做

注意：每天可練習十五至四十五分鐘，功效慢但性能穩定，在八至十天內可見到效果。當疼痛及不適消失後，應逐漸停止風手印。

原理：通過將風元素出口置於火元素出口底部，讓火消耗風元素，從而排除多餘的風元素，使風元素失調所導致的問題（例如胃炎、胃酸、關節痛等）得到修正。

動作：食指（風元素）彎曲，接觸拇指根部，用拇指蓋住折疊的食指，其餘手指舒服地伸直且排列成行。

益處：

- 對風類疾病（例如帕金森氏症、坐骨神經痛、癱瘓、頸椎炎、膝蓋痛）有幫助。
- 極有益於空氣寒冷導致的關節痛、年老導致的關節痛、風濕性關節痛（依下列次序練習能減輕關節痛：「風手印」十五分鐘，「水手印」十五分鐘，「生命力手印」十五分鐘）。
- 緩解脖子僵硬、頸椎炎。
- 解決腹部脹氣問題、疝氣（如果躺直的話）。
- 調節瓦塔能量。

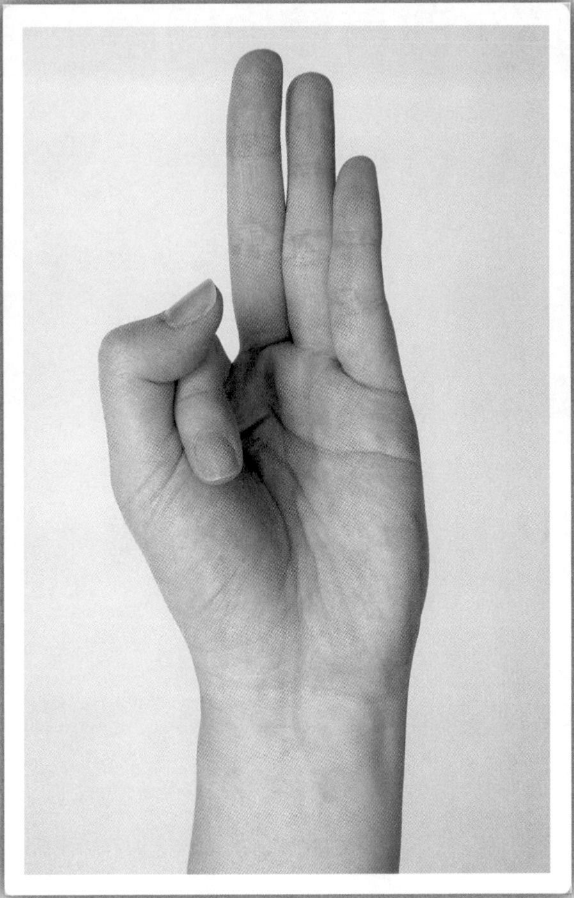

步驟1

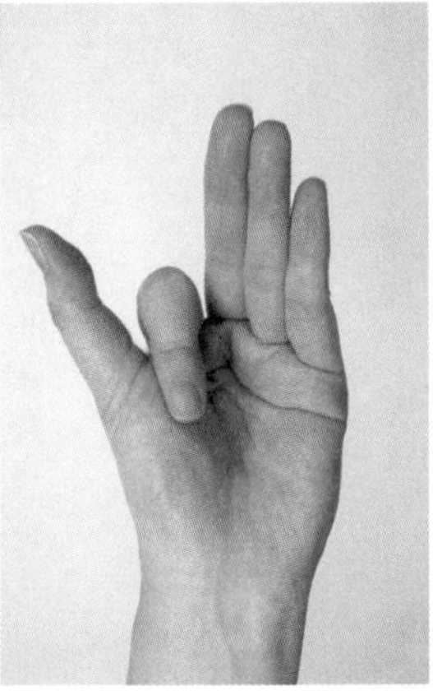

步驟2

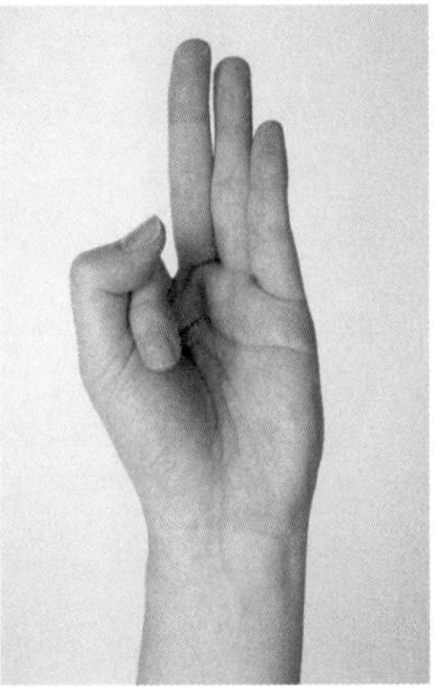

6 天空手印（Aakash）

參見相關內容：第75、90頁

減輕頭痛，改善聽力問題

☑可單手做☐要雙手同時做

注意：每天練習十五至四十五分鐘，直至問題得到解決，一旦疼痛及問題消失，應該停止天空手印。

原理：通過空元素及火元素通道的接觸，提升體內空元素。有趣的是，天空手印消耗火元素而非空元素，反而提升空元素。火消耗萬物而釋放能量膨脹空氣，創建更多空間。因此，天空手印可以減輕由於空元素減少所導致的問題，例如心跳加速、呼吸困難、恐懼請緒等。該手印也能影響皮塔能量，由於它在空元素中擴散火元素，以更微妙的方式減少多餘的瓦塔。

動作：中指（空元素）、拇指（火元素）指尖接觸，其餘手指舒服伸展且排列成行。

益處：

- 增強心肌力量，減輕呼吸困難。
- 減輕習慣性頭痛。
- 快速解決打呵欠時下頜卡住的問題。
- 耳朵因氣壓變化或進水導致聽力困難、耳鳴時，通過天空手印能很快獲得改善。
- 化解無來由的恐慌情緒。
- 調節瓦塔能量。

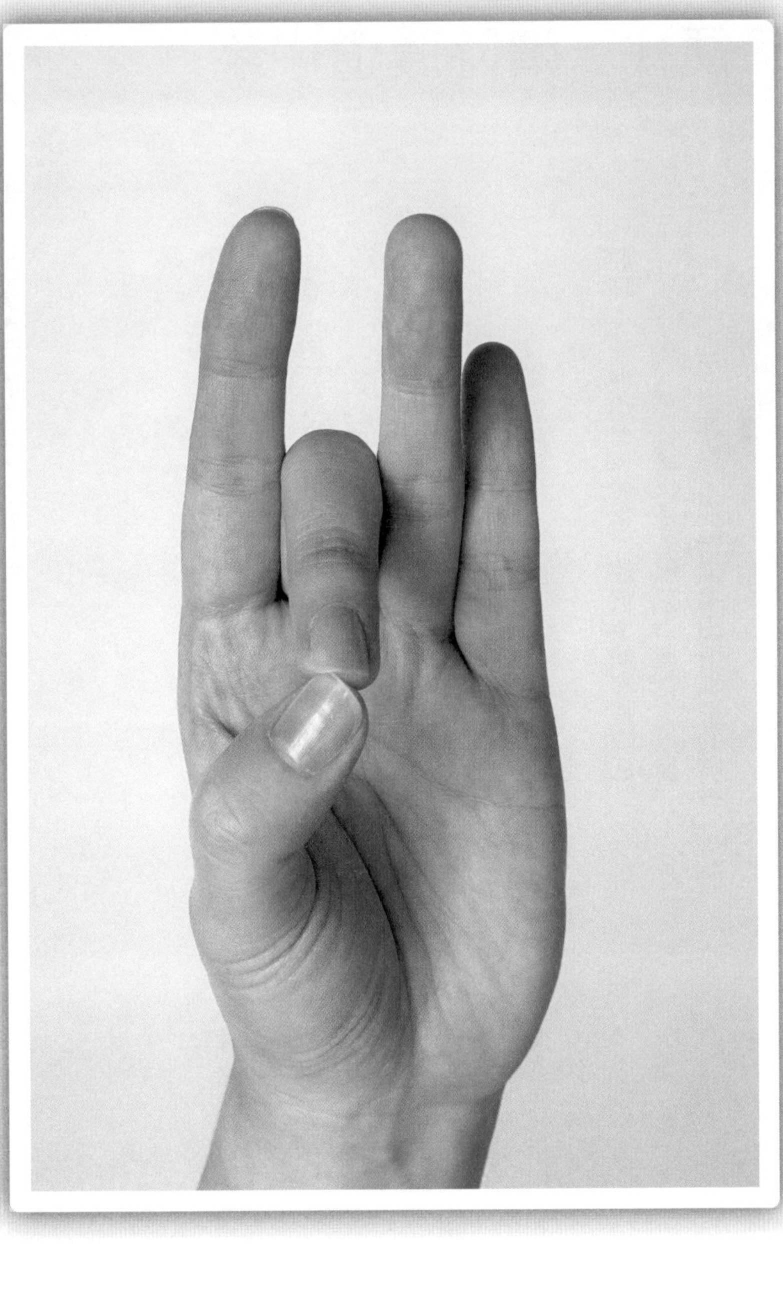

7 清潔手印（Shuchi）

參見相關內容：第134頁

消除便祕，清除腸道中老舊廢物

□可單手做☑要雙手同時做

注意：對於嚴重的慢性便祕，每天早上練習二十至三十分鐘。練習前飲用一杯溫白開水非常有幫助。對於輕度便祕，在發生時或急性發作情況下，每天早上躺在床上時，在起床前練習五至十分鐘。

原理：將拇指（火元素）放置拳頭內將降低火元素，讓更多的風元素運行，以促進腸道運動，從腸道排出所累積的廢物及氣體。

動作：雙手握拳，食指豎立，拇指握在拳心內。

益處：

- 減輕慢性便祕。
- 刺激腸道蠕動，使體內累積的廢物、毒素及氣體排出。
- 改善沒耐心、容易不耐煩和發脾氣。

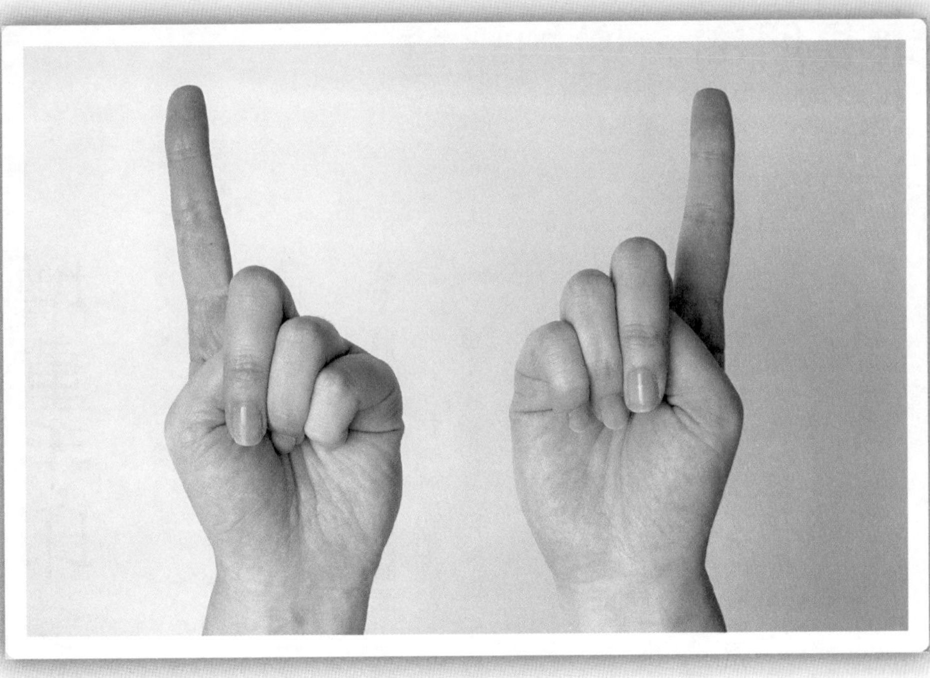

步驟1

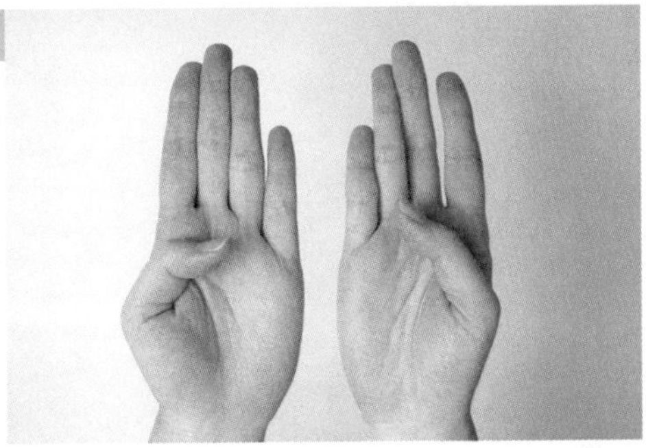

步驟2

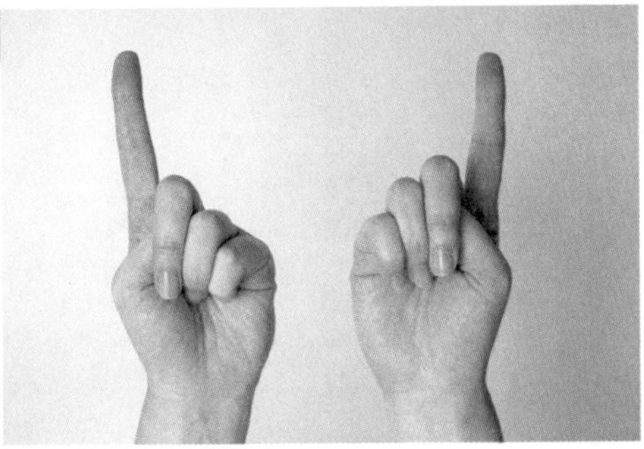

8 增重手印（Vridhi）

參見相關內容：第137頁

增長肌肉，增加體重

☑可單手做□要雙手同時做

注意：該手印不論場所及時間，不論餐前或餐後，可隨時隨地練習，為獲最佳效果，建議每天可練習三十至四十五分鐘。

原理：瘦骨嶙峋的人容易害羞，對人際關係感到有壓力，也可能不太關心自己的飲食及身體健康，該手印將幫助他們對食物中營養成分的吸收能力，帶來良好體魄。另外，憤怒的情緒容易使體內產生更多酸性物質，導致肌肉及脂肪燃燒，使身形變得消瘦。

動作：拇指（火元素）、食指（風元素）、小指（水元素）指尖接觸，其餘兩根手指放鬆伸直。

益處：

- 身體開始從膳食中吸收必要的脂肪，增長肌肉量及脂肪。
- 減輕憤怒情緒。

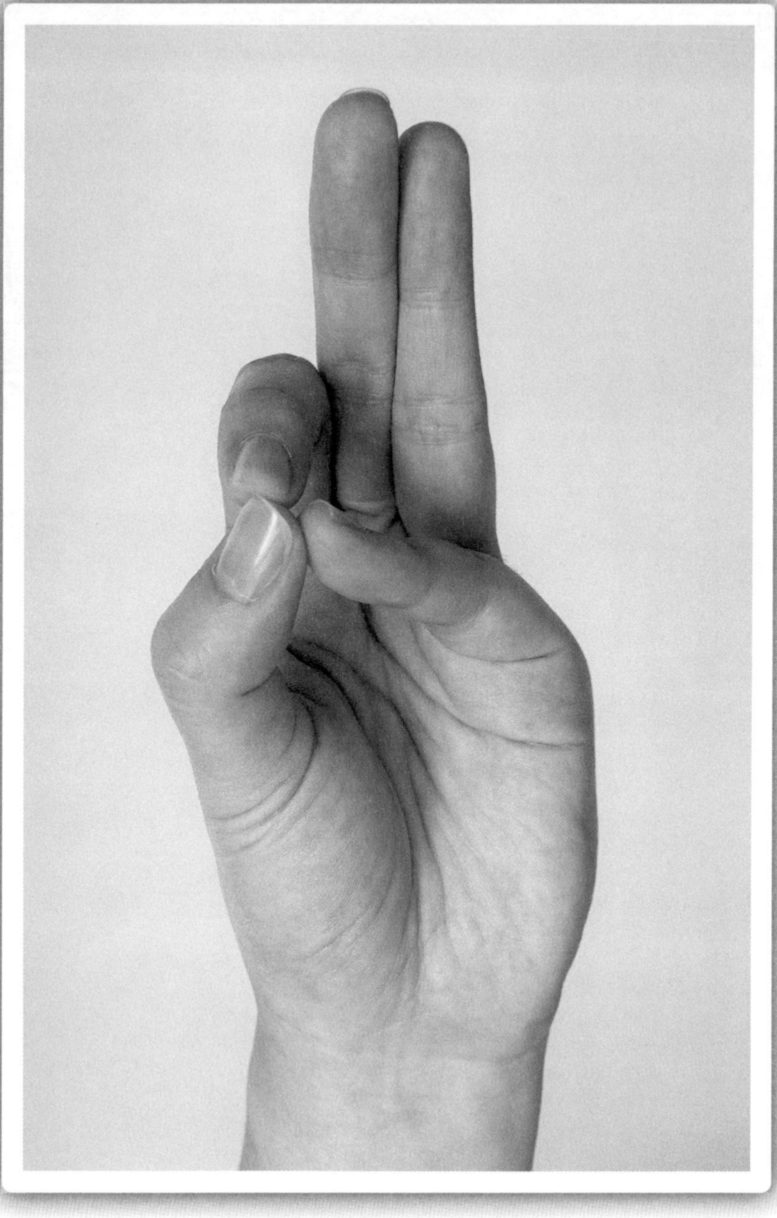

9 風動手印（Apaan Vaayu）

參見相關內容：第139、154頁

降低高血壓、預防心臟病

☑可單手做☐要雙手同時做

注意：每次練習三十至四十五分鐘，或每天三次，每次十五分鐘。

原理：根據《手印經》的解釋，我們將水元素（小指）與風元素（食指）放置相反方向，風元素施壓於火元素底部；火元素、地元素、空元素重合以分享其磁場頻率，從而產生平衡。風動手印不像任何其他藥物那樣，在血壓正常的情況下仍機械地降低血壓；若血壓情況正常，它不會降低血壓，而是改善血液循環。

動作：食指彎曲，放置在拇指根部；拇指、中指、無名指指尖接觸。小指舒展伸直。

益處：

- 改善心臟病及高血壓的情況，練習幾分鐘即可降低血壓。
- 不僅有助於降低血壓，也改善對身體每個器官的血液供給。
- 促進全身血液循環。
- 強健心臟肌肉功能。
- 改善心律不整。
- 減輕因氣體及胃酸導致的胸悶、胸痛等現象。
- 減輕打嗝、作嘔感。
- 促進消化功能。

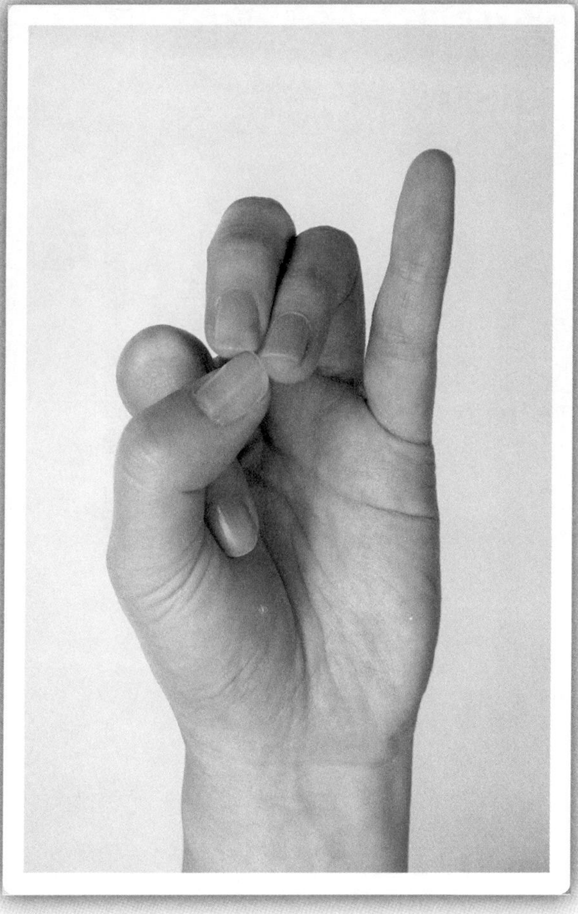

步驟2

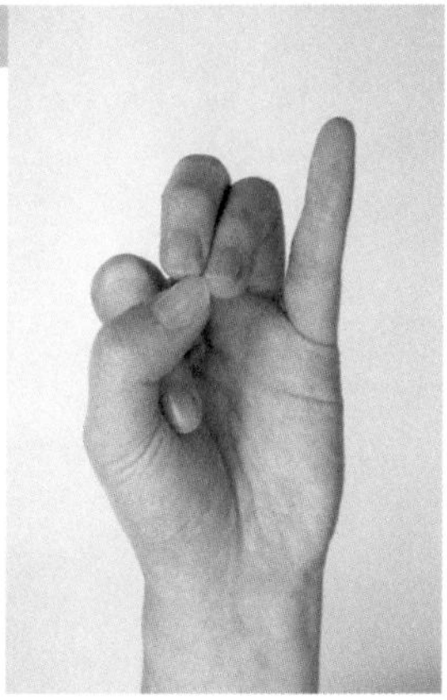

步驟1

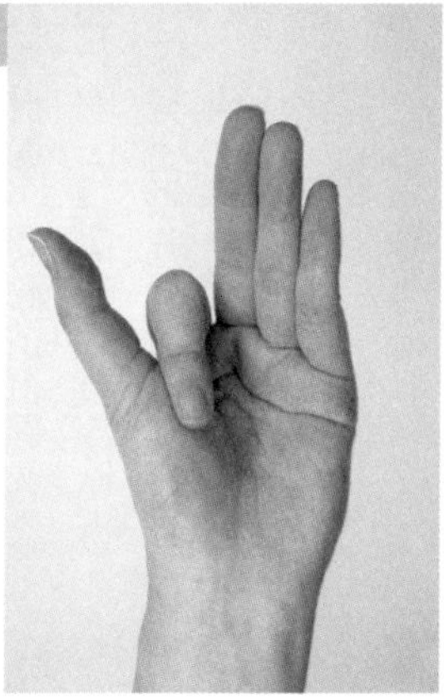

10 母親手印（Maatangi）

參見相關內容：第140、168頁

促進整體健康，舒緩緊張情緒，消除慢性疲勞

□可單手做☑要雙手同時做

注意：適宜任何人，不論是否有健康問題，建議每天練習二十至三十分鐘。這是一個非常重要的、全效合一的手印，幾乎有益於身體所有器官，是提升整體健康狀態的極佳手印。

原理：透過母親手印，增強空元素，空元素是所有身體內部系統及器官的旁觀者。其餘四元素以支援空元素的方式存在，而不彼此干擾。

動作：雙手合掌，十指彼此交叉相扣；然後將雙手中指（空元素）伸直，彼此接觸。將雙手放置在腹神經叢（或胃部）位置。

益處：

- 啟動腹神經叢及消化系統。
- 全面改善心臟、胃、肝、膽、脾、胰腺、腎功能。
- 特別能改善肝臟、腎臟的問題。
- 促進新陳代謝，提高整體健康狀況。
- 消解慢性疲勞症候群。
- 有助於減輕下顎隱痛。
- 化解內在緊張，達到心靈平靜。

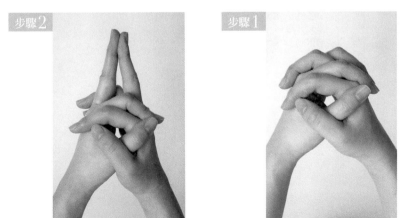

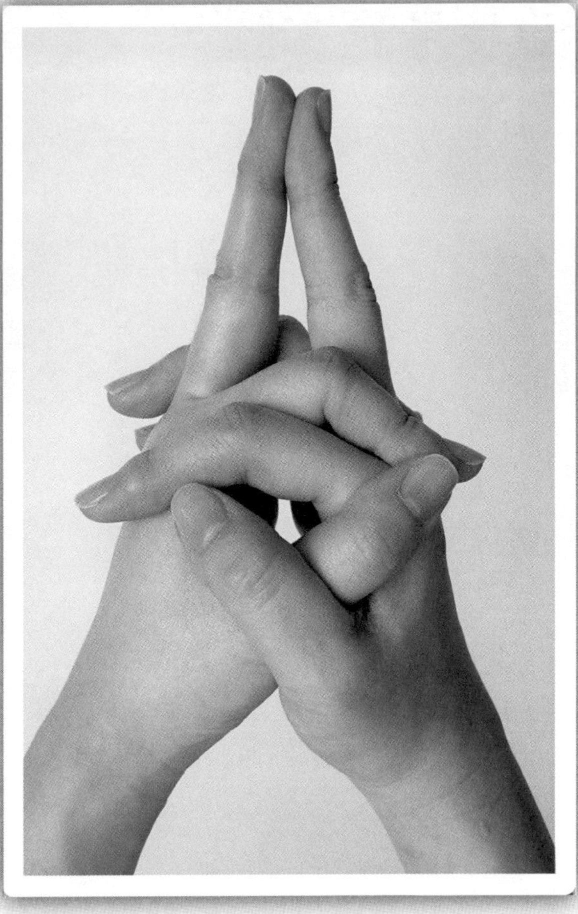

步驟2

步驟1

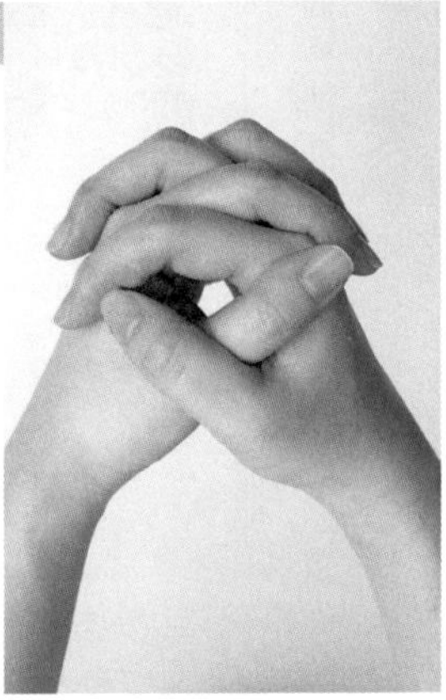

11

消水手印（Jalodar Nashak）

參見相關內容：第159頁

消除臉部及身體水腫，改善腎功能

☑可單手做☐要雙手同時做

注意：每天至少三十至四十五分鐘，或每天三至四次，每次十至十五分鐘。若個人的腳或身體腫脹，練習消水手印時間可以更長，以便從身體排出多餘水分。

原理：在梵文中，Jal意即「水」，Udar意即「下腹」，Nashak意即「終結」，Jalodar Nashak即「消除儲存在膀胱或下腹的水」的意思。小指代表水元素，消水手印控制下腹及全身多餘的水分。該手印減少體內多餘水分，適當影響水代謝，因此能排除體內多餘的水分。

動作：小指（水元素）指尖置於拇指（火元素）根部，拇指輕輕置於小指背面，其餘三個手指放鬆伸直。

益處：

- 強健腎臟功能。
- 減輕身體水分（眼淚、鼻涕、胃酸過多、腹瀉）過多的問題。
- 消解臉部、手臂、腿部、腹部腫脹。
- 有助於減少排尿過多、頻尿問題。
- 改善尿床、尿失禁。
- 有助於減輕婦女經期流血過多。

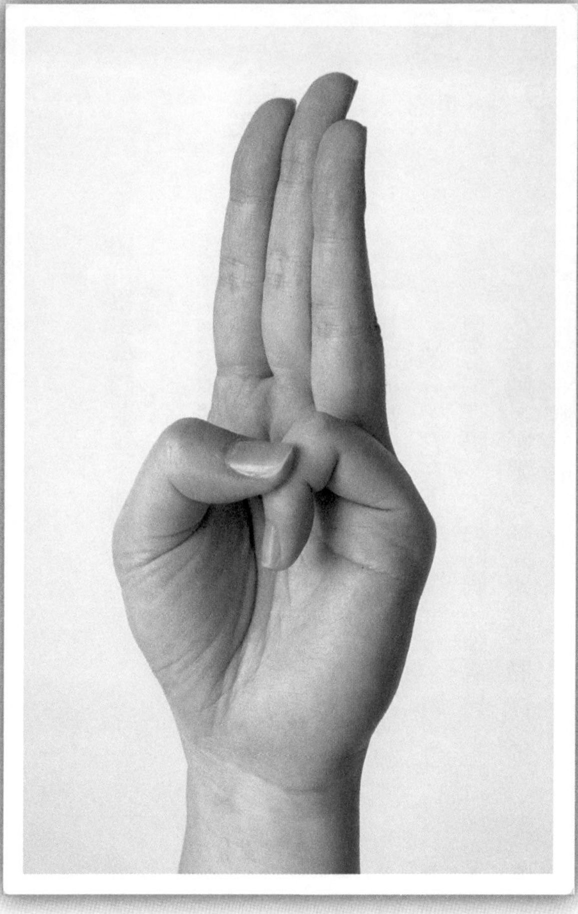

步驟2

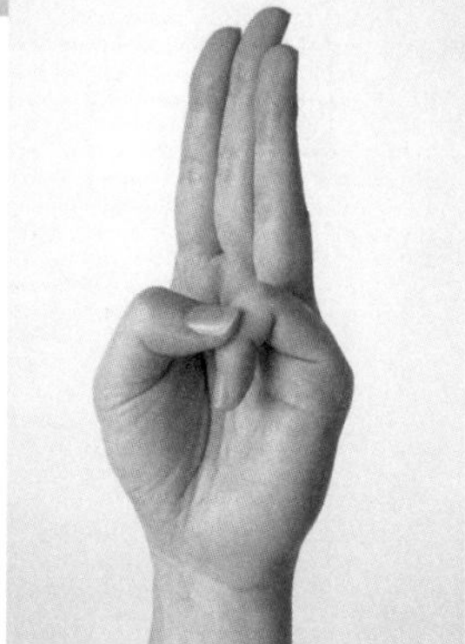

步驟1

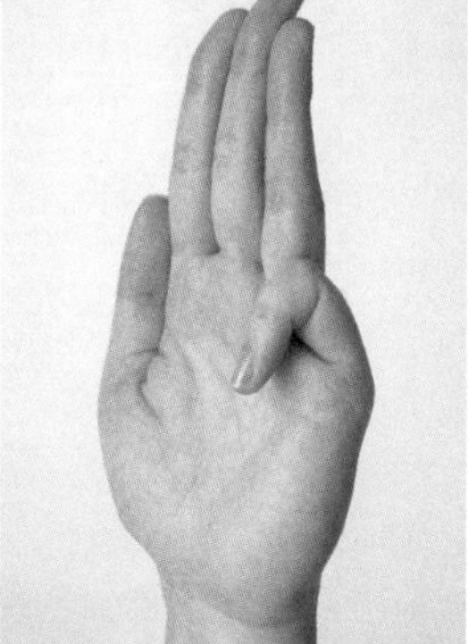

12

消化手印（Apaan）

參見相關內容：第160、209頁

消除消化不良，強健牙齦，順利分娩

☑可單手做□要雙手同時做

注意：餐後練習十五至二十分鐘，具有促進消化及充足能量製造的特別益處。

原理：這是一個重要的手印，根據阿育吠陀及瑜伽哲學，Apaan是體內風元素的一部分，它在下腹、臍部、子宮、性器官、直腸、大腿內側、膝蓋以下部位移動，影響多餘元素排出體外。地元素（無名指）代表滯留在消化系統裡的廢物，火元素（拇指）有助於排除該廢物，空元素（中指）是消耗一切東西的元素，故該手印有助於從體內排除毒素。

動作：中指、無名指與拇指指尖輕輕接觸，不施加任何壓力，其餘兩個手指舒服伸直。

益處：

- 排除廢物及毒素。
- 改善消化不良，減輕便祕、胃酸過多。
- 有助於排除下腹累積的脹氣。
- 幫助不易出汗者出汗。
- 有益牙齦健康。
- 改善女性習慣性流產。
- 減少分娩過程中的痛苦，使女性在生產過程更加順暢。

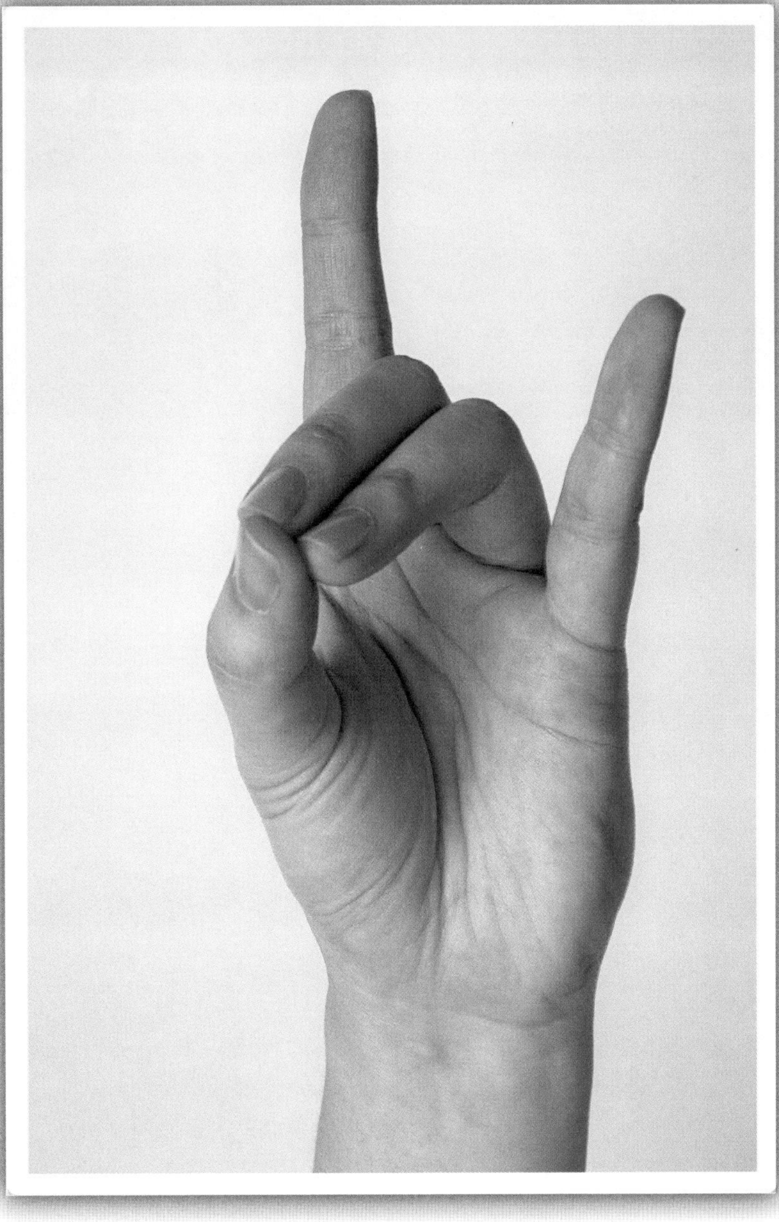

13

氣流手印（Udaan）

改善及預防老年失智症，增強記憶力

參見相關內容：第163、213頁

☑可單手做☐要雙手同時做

注意：建議每天練習三十至四十五分鐘。另外，針對甲狀腺功能異常者，甲狀腺問題需要特殊醫藥治療，在藥物治療的同時，個人可練習氣流手印，將減輕甲狀腺問題的強度。

原理：在該手印中，我們將四個元素結合（除了水元素），這麼做能調節新陳代謝過程，火元素、風元素、空元素可影響大腦及心靈，而地元素可影響身體結構。因此，氣流手印有助於提高大腦細胞合成代謝活動，它可引導智力的成長，並有助於提高學生的記憶力及學習能力。

動作：食指、中指、無名指與拇指指尖接觸，小指放鬆，舒服伸直。

益處：

- 增強記憶力，改善並預防老年失智症。
- 該手印為大腦供給充足能量，對學習中的年輕人特別有益。
- 調節甲狀腺功能，不論是甲狀腺分泌過高或過低的問題。
- 增強學習能力，提高創造性思維能力。
- 減輕易怒，帶來內心平靜。
- 緩和容易緊張、不自在的傾向。

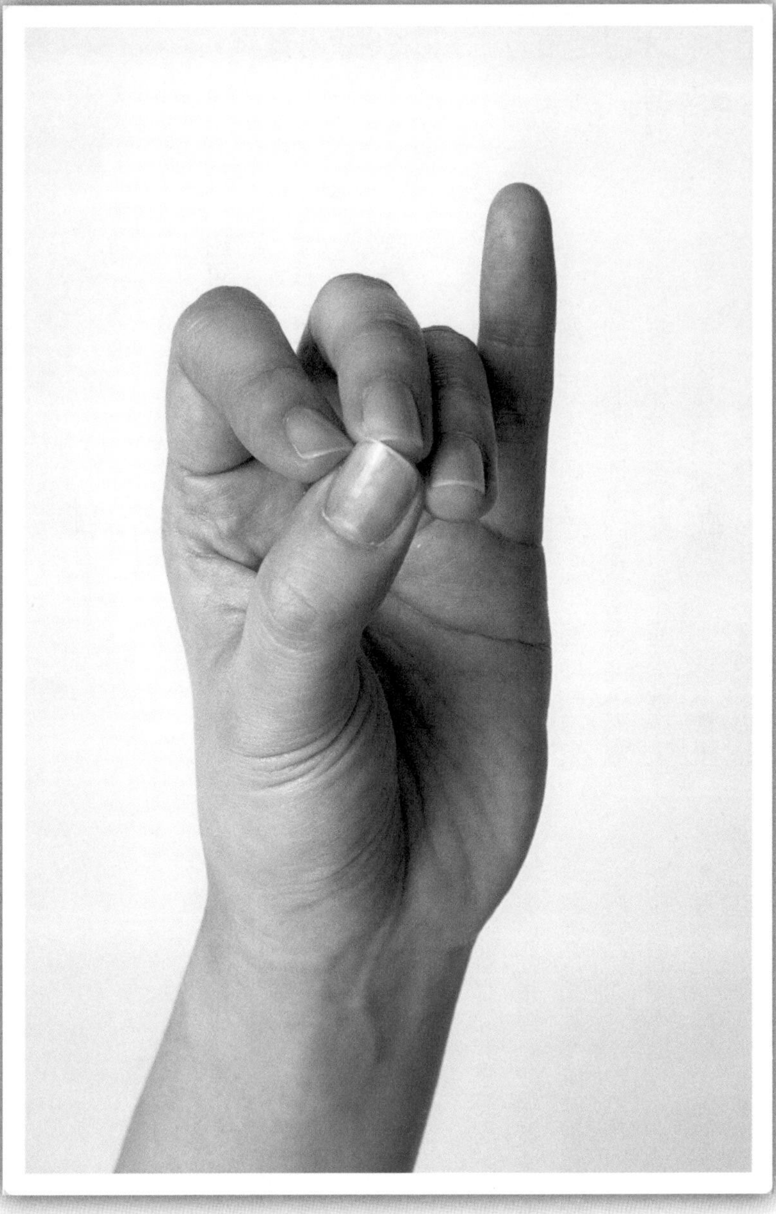

14 零手印（Shoonya）

減輕耳朵疼痛、喉嚨痛，消除頭暈

參見相關內容：第164頁

☑可單手做☐要雙手同時做

注意：建議每天練習三十至四十五分鐘

原理：零手印有益於降低空元素的不必要增強。中指代表空元素，空元素存在身體的每個細胞裡。由於體內多餘空元素的干擾導致各類問題，例如心臟虛弱、耳朵問題等等。空元素增加導致的一個明顯健康問題是，耳痛、喉嚨痛。耳朵對空間壓力變化非常敏感，所以當我們攀高時（上山或飛機上升），會感到有點耳疼。該手印是針對耳痛、喉嚨痛非常有效的手印。

動作：中指（空元素）彎曲，接觸拇指下部（大魚際），以拇指對中指略微施壓。其餘手指舒服地盡可能伸直，彼此排列成行。

益處：

- 對緩解耳痛非常有用，特別是因氣壓變化造成的耳痛（在練習十五至二十分鐘內，各種類型及不論多嚴重的耳疼，都將得到緩解）。
- 減輕喉嚨疼痛。
- 改善聽力問題，對於非遺傳性或非天生的聽力受損特別有幫助。
- 消除內耳不平衡而感到的暈眩。

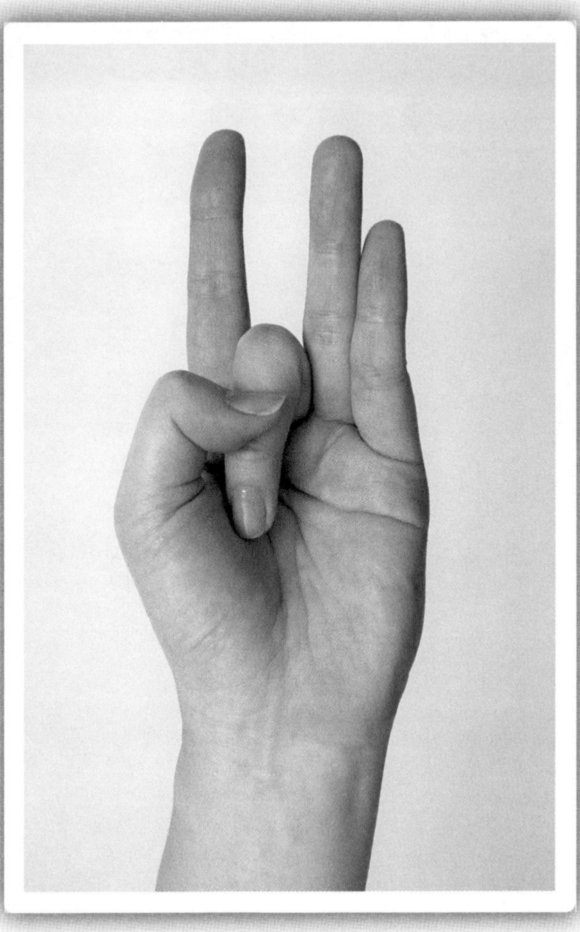

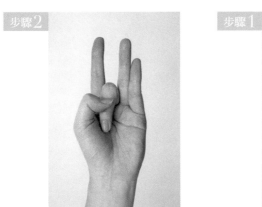

步驟2

步驟1

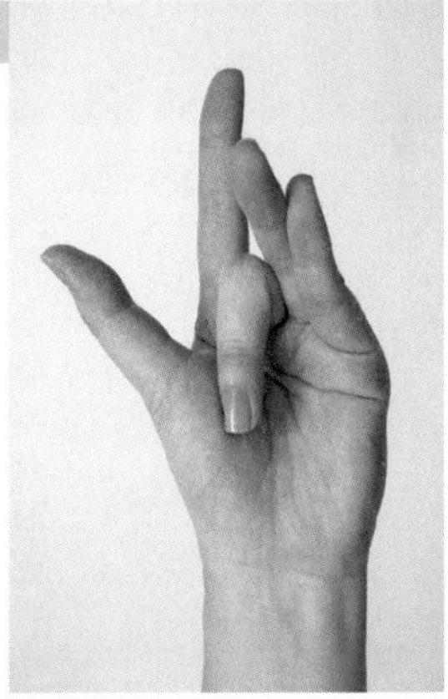

15 專注手印（Dhyaan）

參見相關內容：第166、194、228頁

減輕肌肉痠痛，舒緩憂鬱情緒，使血壓穩定

□可單手做☑要雙手同時做

注意：每次練習五至三十分鐘，應該在坐著的時候練習，後背伸直，不彎腰。該手印外出時最容易練習，比如坐在捷運、公車、計程車、火車上等等。

原理：掌心包含連接身體所有器官的神經中心，手背包含與脊柱有關的神經中心。因此，將一隻手的手背放在另一手的掌心，將啟動掌心所有器官及脊椎的神經中心。脊椎神經的啟動有助於身體及大腦之間的溝通，帶來和諧的脈衝交換。脈衝和諧及器官良好運轉，使大腦提取的血清素增加，血清素是一種幸福荷爾蒙，因此，專注手印有助於舒緩憂鬱的情緒。

動作：將一隻手的掌背疊放在另一隻手的掌心，雙手拇指尖接觸，形成半圓形。

益處：

- 促進血液循環，調節全身所有器官的功能。
- 減輕肌肉痠痛。
- 有助於脊柱健康、柔韌、挺直。
- 排除悲傷情緒，停止負面思考。
- 增強心理上的平靜。
- 使血壓趨於穩定狀態。

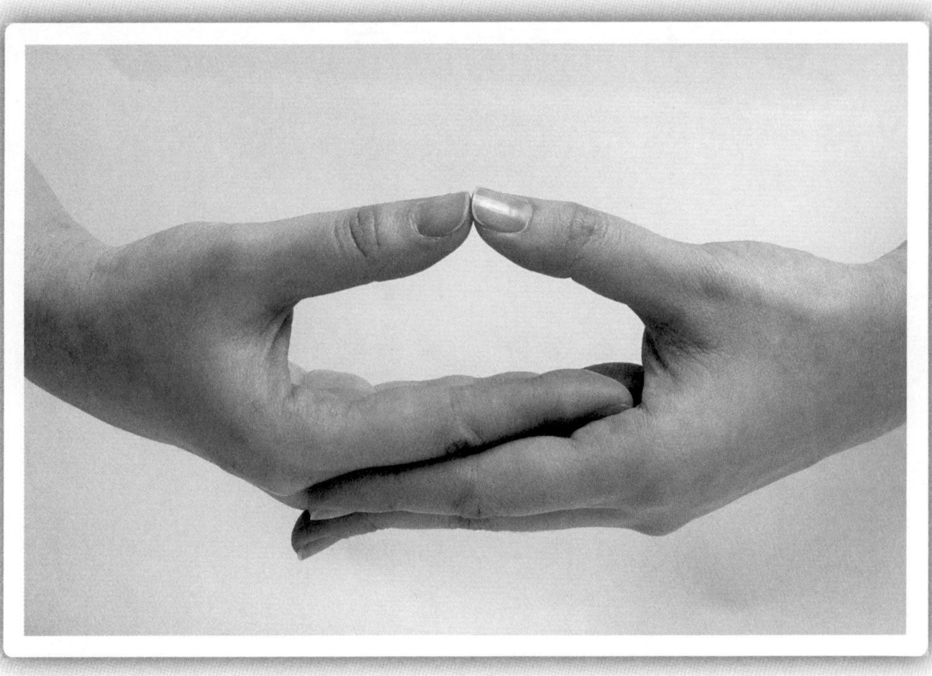

16 生命力手印（Praana）

提高免疫力，預防癌症，改善手腳冰冷

參見相關內容：第96、112、170、217頁

☑可單手做☐要雙手同時做

注意：該手印非常重要，具有很多神奇的益處，每天三十至四十五分鐘。

原理：根據阿育吠陀醫學，生命力Praana本身就是呼吸，它見於鼻孔、臉、心臟及呼吸器官。生命力手印通過所有三個能量的三個重要元素（水、地、火元素）的結合，產生一種平衡。身體的主要部分是地元素及水元素，將代表地元素、水元素及火元素的指尖接觸，平衡這些元素，作用於增強耐力、活力、力量及免疫力。該手印啟動體內生命能量的流動。

動作：無名指（地元素）、小指（水元素）與拇指（火元素）指尖接觸，其餘兩個手指應該舒服伸直，排列成行，無僵硬感。

益處：

- 改善手腳冰冷、末梢血液循環不良。
- 有利於肺部功能及呼吸順暢。
- 減輕過敏性氣喘。
- 排除血液中的雜質、毒素。
- 增強生命力、心理穩定。
- 減輕眼睛問題。
- 預防癌症。
- 提高免疫力。
- 有助於控制糖尿病。

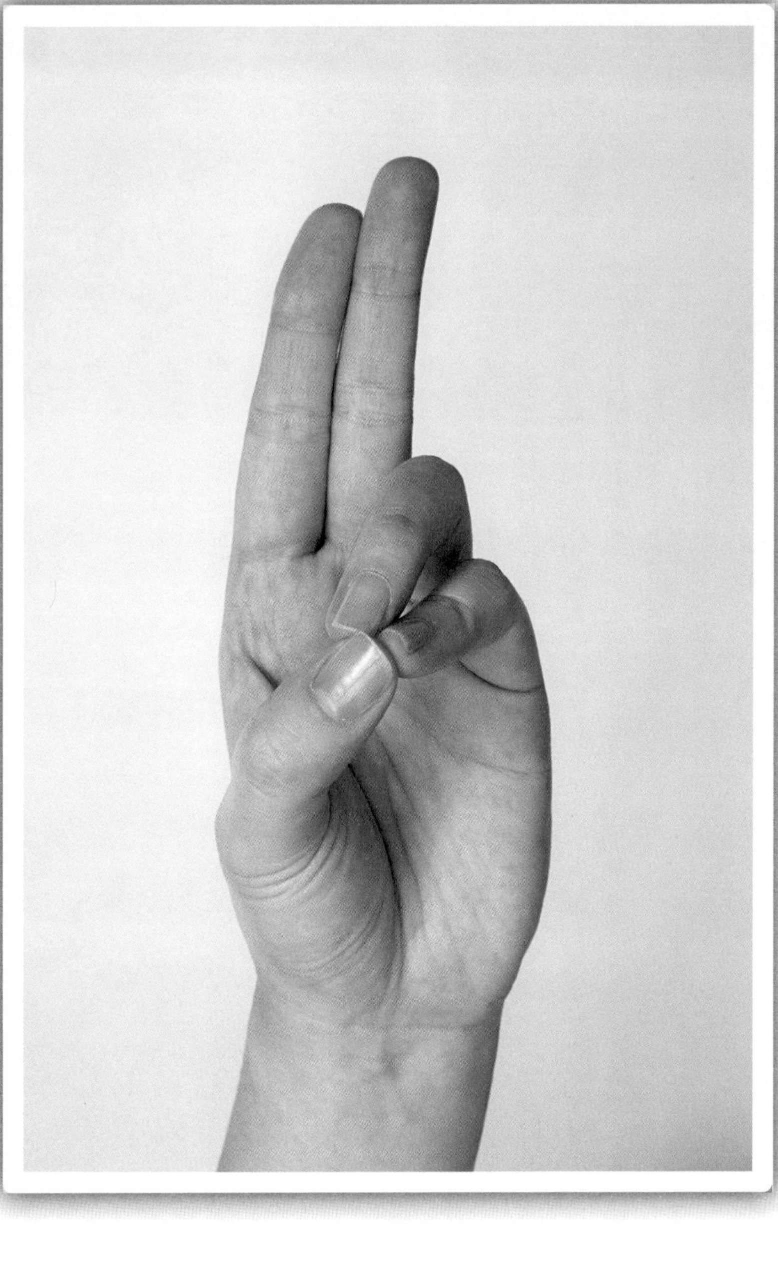

17 放下手印（Kshepana）

參見相關內容：第116頁

排毒，消除汗臭，減輕便祕，促進腸胃蠕動

□可單手做☑要雙手同時做

注意：應於早晚練習，每次練習時間不超過五至十分鐘，建議在室內或住家內練習。

原理：在放下手印裡，我們增強風元素的影響，風元素具有排除所有毒素廢物的功能，能夠增強腸胃蠕動。該手印有助於身體開放不同的出入口（例如身體皮膚毛孔），以達到解毒效果，因為風元素具有排除所有毒素廢物的趨勢。

動作：雙手食指垂直，彼此接觸，其餘雙手六指彼此交叉相扣，拇指緊緊交叉。

益處：

- 減輕便祕。
- 強化排汗功能。
- 有助於大腸蠕動。
- 改善十二指腸潰瘍。
- 透過大腸、皮膚及肺部，達到全身排毒。
- 減輕並消除汗液異味。
- 協助身體從肺排出二氧化碳。

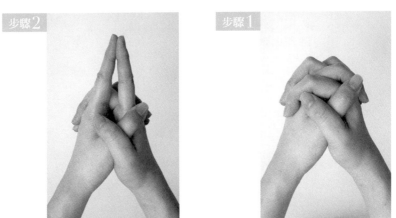

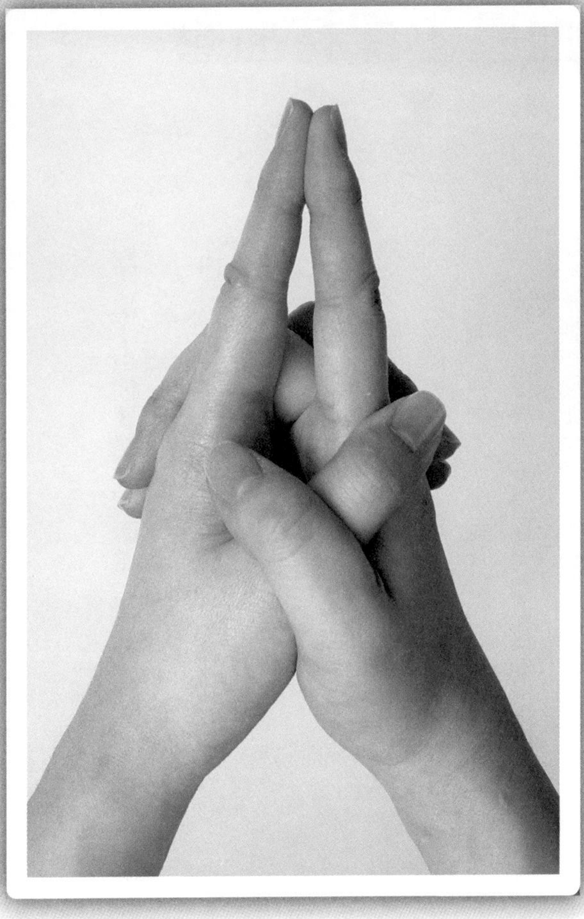

步驟2

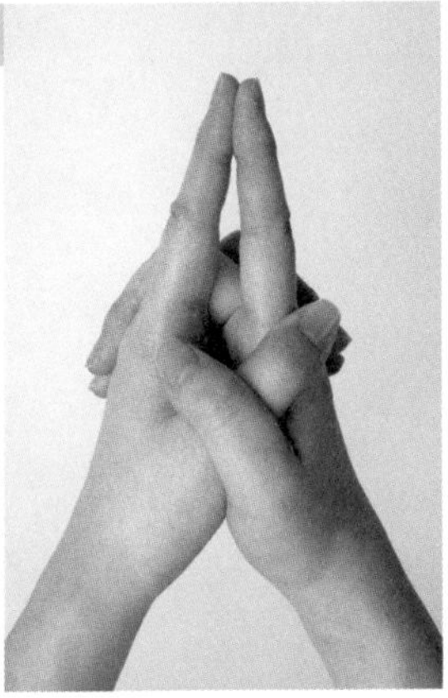

步驟1

18 氣手印（Vyaan）

預防高血壓，保持血壓穩定

參見相關內容：第117頁

☑可單手做□要雙手同時做

注意：每天練習氣手印二至三次，每次十五至二十分鐘，將有助於維持血壓的穩定。

原理：阿育吠陀認為，血管中的風元素能促進體內血液的循環。但是，當風元素開始在肺部、動脈及靜脈裡快速移動時，會導致高血壓；如果移動緩慢，將導致低血壓。在該手印中，通過將風元素（食指）、空元素（中指）及火元素（拇指）接觸，讓空元素消耗風元素及火元素，保持氣的循環速度。

動作：食指、中指、拇指指尖接觸，其餘兩個手指舒服伸直。

益處：

- 調節高血壓或低血壓，使血壓回復到穩定狀態。
- 減輕睡意，減少嗜睡。
- 減輕過度排汗、排尿狀況。
- 促進血液循環。
- 在夏季，可舒緩對氣候高溫的身體不適。
- 預防女性於經期排血量過多。

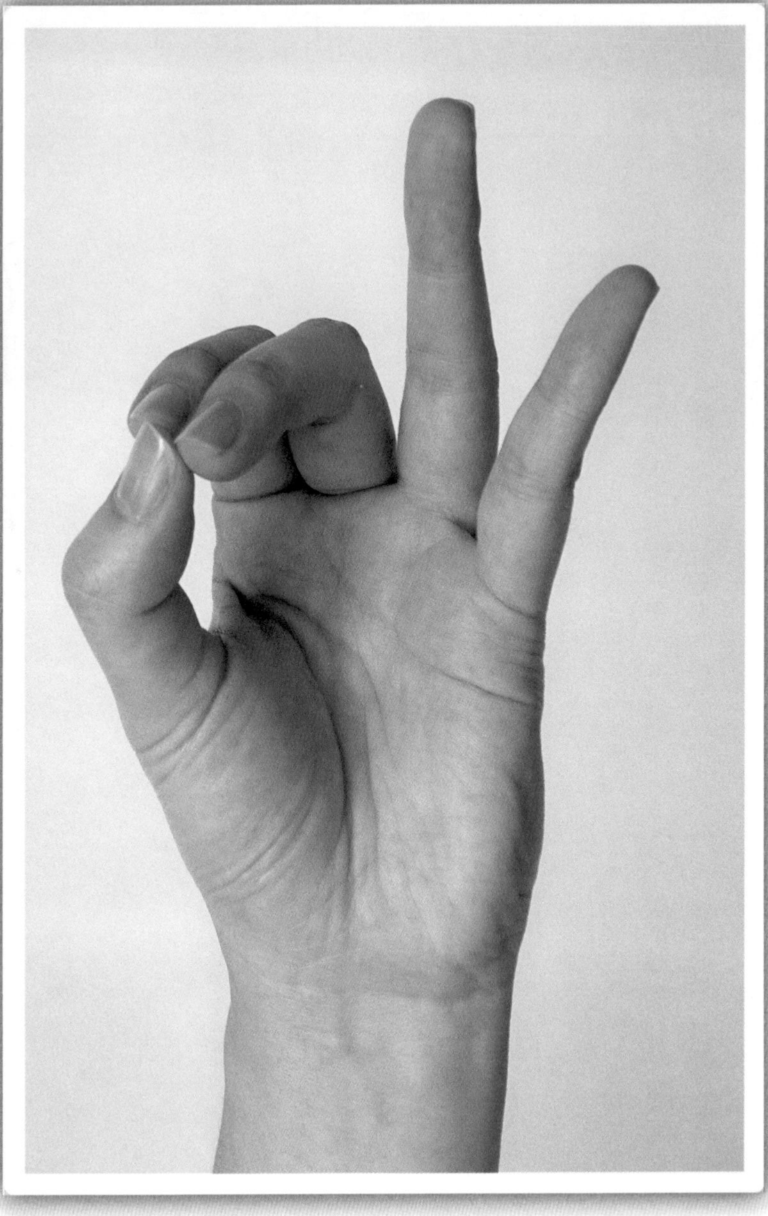

19

海螺手印（Shankha）

參見相關內容：第118、216頁

療癒喉嚨感染、扁桃腺炎及甲狀腺問題

□可單手做☑要雙手同時做

注意：每天練習三次，每次十五至二十分鐘。可長期練習，如果覺得由於練習該手印而變得虛弱，或累積太多脂肪，應停止該手印一段時間，隨後再恢復練習。

原理：在練習這個手印時，通過將一隻手的火元素（拇指），與另一隻手的風元素（食指）、空元素（中指）接觸，調節新陳代謝，啟動咽喉內腺體正常功能。

動作：左手拇指置於右手拇指根部，右手四指蓋住左手拇指；左手食指及中指與右手拇指指尖接觸；左手其餘兩個手指放置在右手背，放鬆。

益處：

- 對喉嚨有療癒作用，可消除聲帶僵硬、改善聲音品質（建議歌手、教師、醫生、律師及過度用嗓子的人，每天練習十五至二十分鐘）。
- 緩解由灰塵及煙霧導致的咽喉不適，預防扁桃線炎及其他喉嚨感染。
- 極有助於減輕說話時結巴問題。
- 緩解過敏症狀。
- 增強食慾，改善胃口不佳。
- 強健消化道功能。

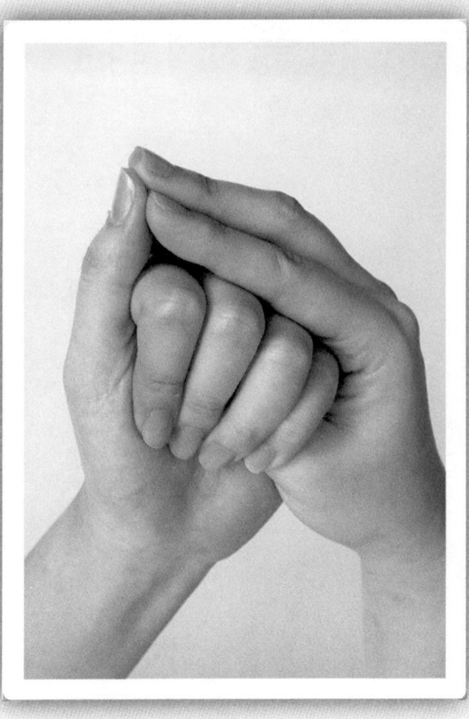

步驟2

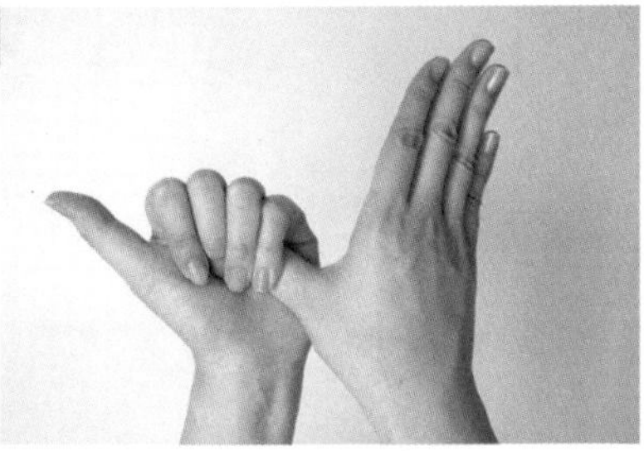

步驟1

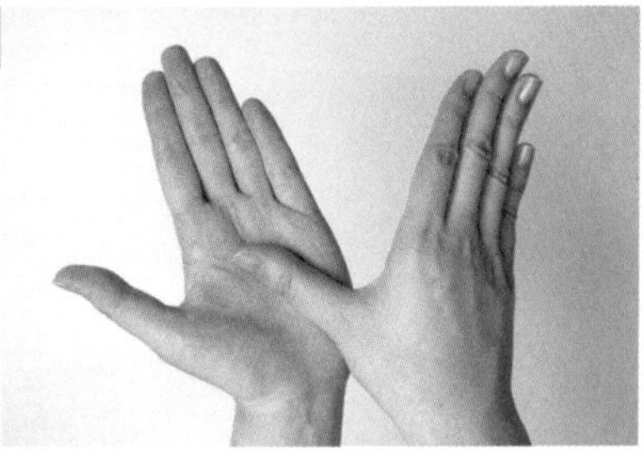

步驟3

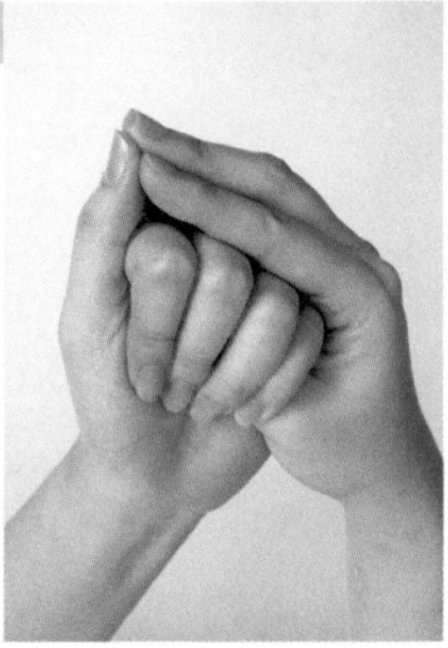

20 早晨手印（Ushaas）

參見相關內容：第123頁

消除倦怠感、睡意，提振精神

□可單手做☑要雙手同時做

注意：早上（或任何時候）睡醒後立即練習，任何時候覺得想睡時都可以重複練習兩、三次。可躺在床上、坐著、站著練習。

原理：十指相扣向外伸展，對體內所有五個元素產生拉力；因此所有元素將變得活躍，開始平衡運動，化解倦怠或瞌睡。

動作：雙手十指交叉相扣，向外翻轉相扣的掌心及手指，從肩膀處向外伸展相扣的雙手，保持一分鐘；放鬆，收回，再次伸展，保持一分鐘；重複上述動作六至七次。

益處：

- 迅速喚醒全身，讓人從倦怠狀態中甦醒。
- 使早上起床變得更容易、更迅速。
- 有醒腦的效果，對學生族群非常有利。

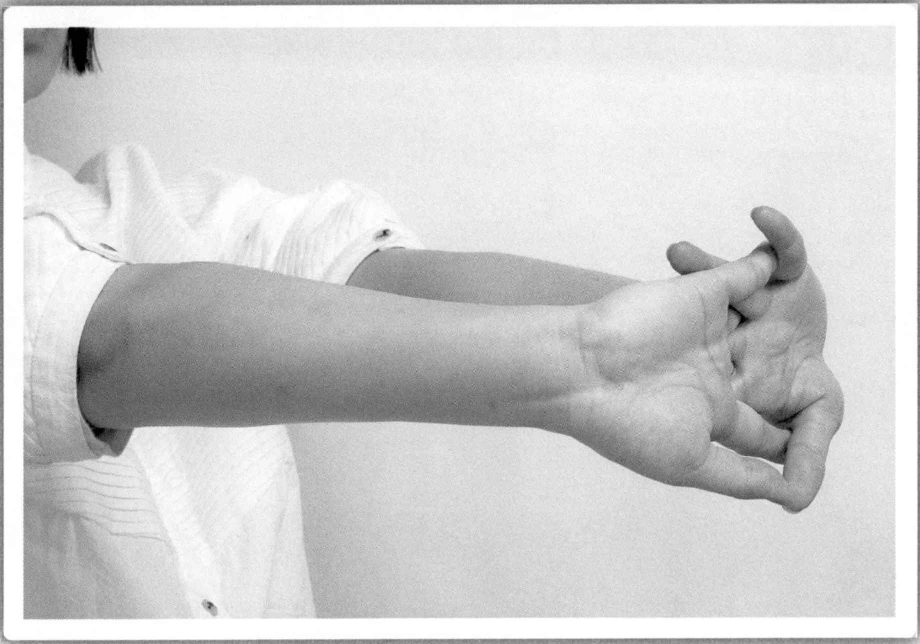

步驟1

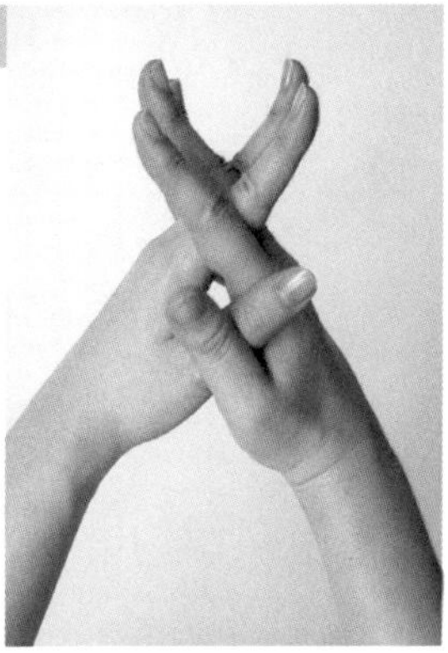

步驟2

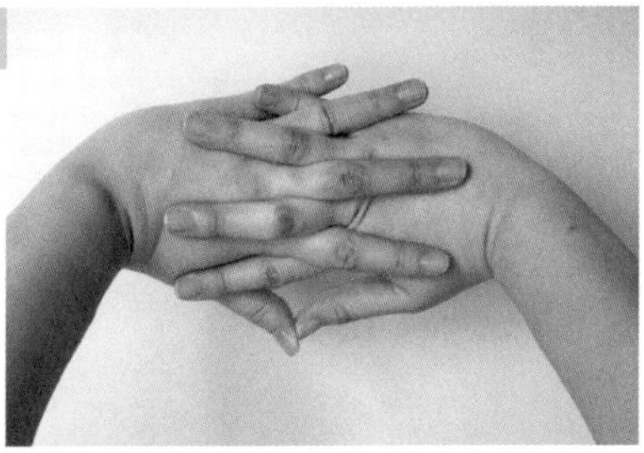

步驟3

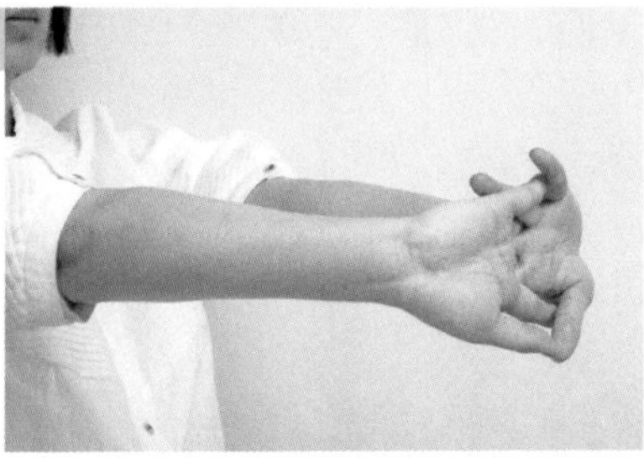

21

戒癮手印（Durgunant）

參見相關內容：第124頁

戒菸，戒酒，戒除任何成癮傾向

□可單手做☑要雙手同時做

注意：剛開始時練習時間不該超過二十分鐘，習慣後可練習三十分鐘，但勿超過三十分鐘。

原理：成癮症的原由在於個人體內的創造之火被濫用，在這個手印中，我們將火元素（拇指）與空元素（中指）分開，並使空元素及火元素彼此呈相反方向，同時將所有其他元素處於靜止狀態。

動作：雙手中指伸直，指尖彼此接觸；將食指、無名指、小指向掌心內折疊，雙手相同手指的背面彼此接觸；雙手拇指指尖彼此接觸，拇指方向與中指相反（另外，建議每天做深呼吸練習三十至四十五分鐘，深呼吸練習有助於消除及預防成癮傾向）。

益處：

- 戒除菸癮。
- 戒除酒癮。
- 戒除咖啡癮。
- 戒除物質濫用、藥品濫用。
- 戒除任何危及身體健康的成癮傾向。

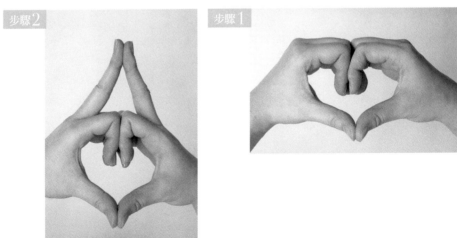

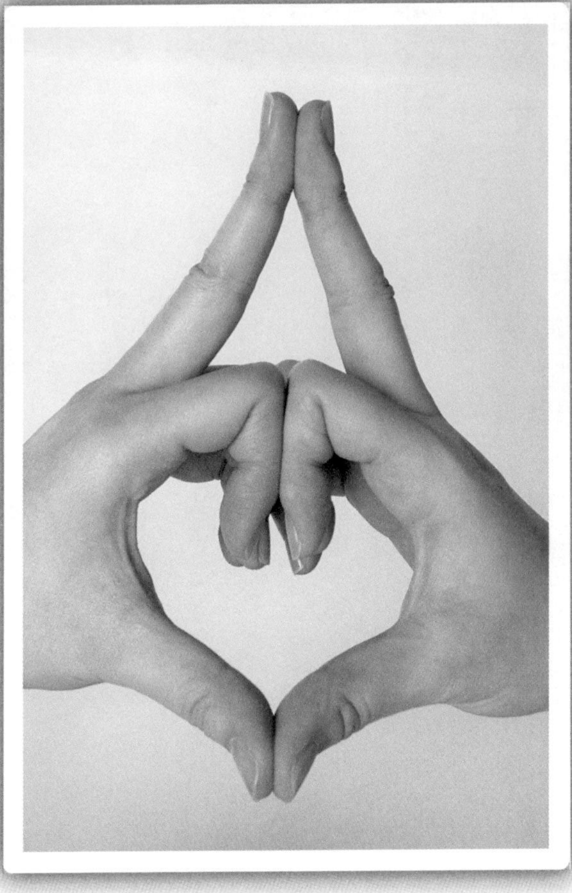

步驟2

步驟1

22 開始手印（Aadi）

消除慢性疲勞，減輕鼻子過敏，緩解打噴嚏

參見相關內容：第184頁

☑可單手做☐要雙手同時做

注意：每天練習三十至四十五分鐘。過敏性打噴嚏、打呵欠或慢性疲勞症候群者，每天練習四十五至六十分鐘。這是一個非常簡單的手印，坐著、站著、躺著皆可練習。

原理：慢性疲勞的原因可能來自過度的身體勞動，也可能來自強烈的情緒，比如被忽視感、焦慮、對關係失敗的恐懼等等，它們導致心智的不穩定，不能一次集中注意力在一件事情上。這類情緒使大腦過度疲憊，導致由心至身的整體混亂失調。當拇指（火元素）接觸無名指（地元素）根部，將會促進地元素及火元素的共同增長，火元素將給地元素供給熱能。練習該手印，我們將更多能量供應給身體的器官，以此改善耐力，降低疲勞感。

動作：將拇指指尖放置於無名指根部，其餘四指放鬆伸直。

益處：

- 緩解持續性的打噴嚏。
- 消除慢性疲勞症候群。
- 提振精神，消除睡意、打呵欠。
- 有助情緒穩定及心靈的平靜。

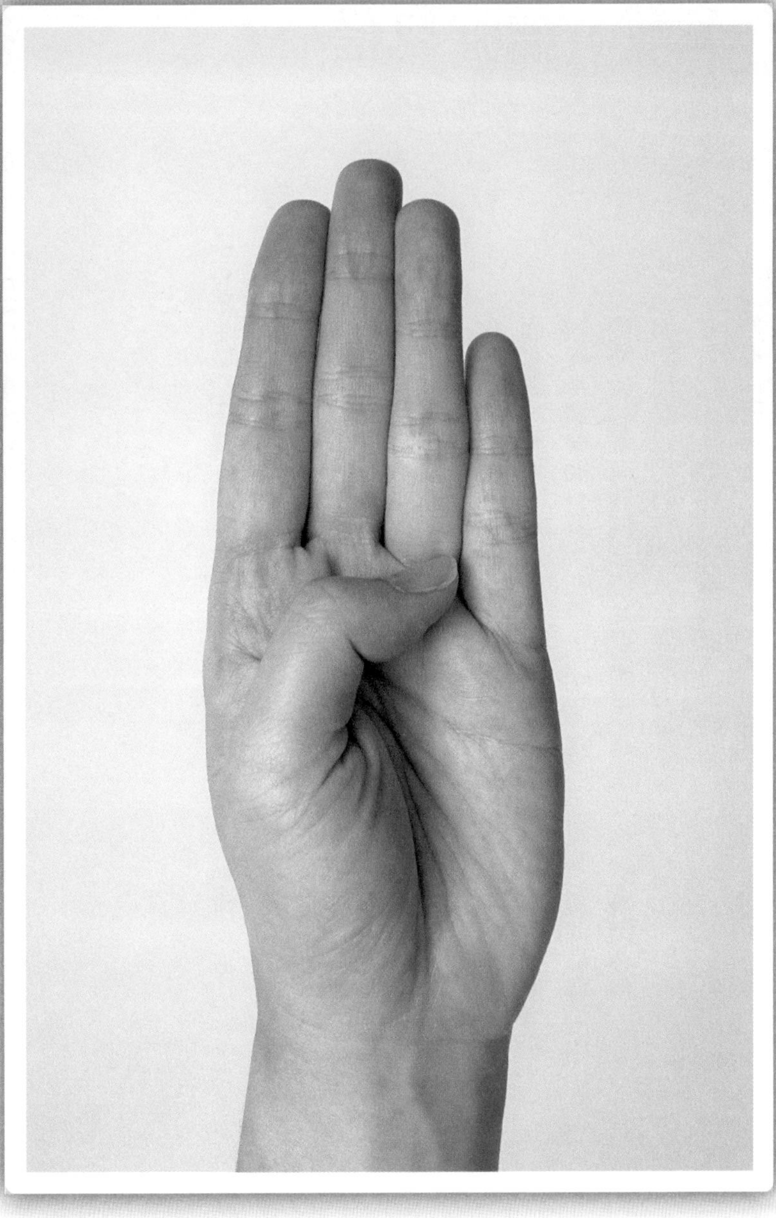

23

許願手印（Kuber）

參見相關內容：第188頁

緩解鼻塞，增強自信心

☑可單手做☐要雙手同時做

注意：每天練習三十至四十五分鐘，若需要可適當延長練習時間。

原理：根據阿育吠陀理論，在五種元素中，火、風、空這三種元素主要與心靈層面有關，而地、水這兩種元素則是比較與身體層面有關；在該手印中，我們將與心靈有關的三個元素結合，能協助提高我們的自信及心靈的力量。在古代，人們相信在練習該手印時，如果你對渴望之物許願，該手印將幫助你實現願望。

動作：拇指（火元素）、食指（風元素）、中指（空元素）指尖接觸，其餘兩個手指彎曲，置於掌心中間。

益處：

- 帶來內在寧靜，提升自信。
- 提升創造力。
- 紓解憂鬱情緒。
- 緩解鼻塞情況。
- 清潔鼻竇。

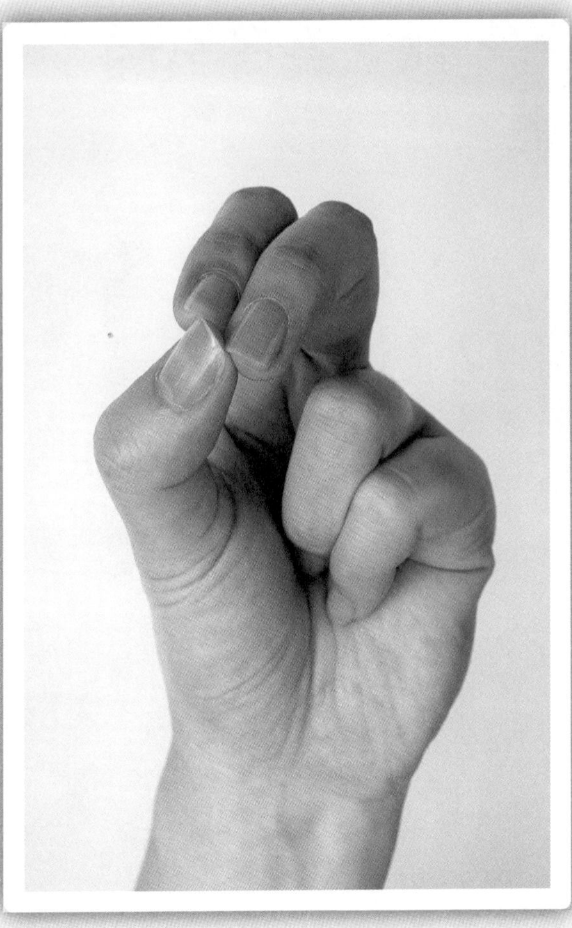

步驟2

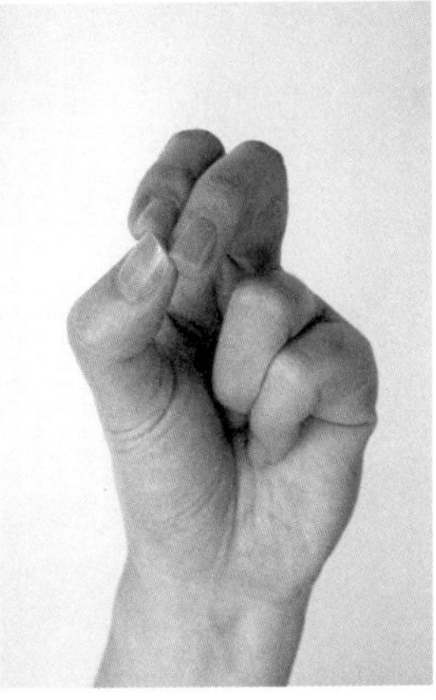

步驟1

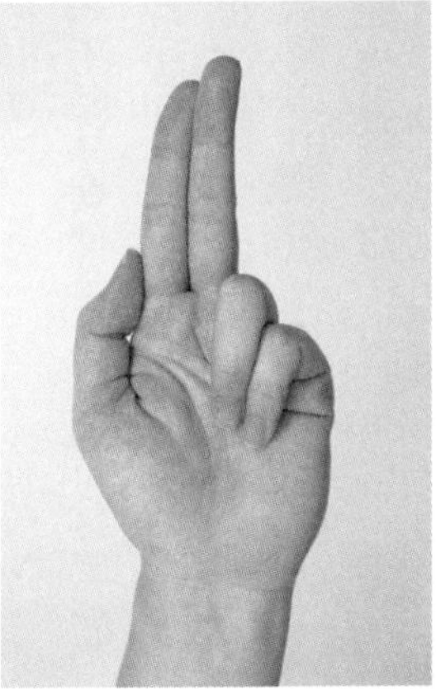

24 精細海螺手印（Sahaj Shankha）

參見相關內容：第191、206頁

調節月經不順，為子宮受孕做準備

□可單手做☑要雙手同時做

注意：每天練習二至三次，每次十至十五分鐘。練習時配合深呼吸，將更快發生效果。

原理：根據瑜伽生理學，精細海螺手印將使體內十個主要的經絡變得活躍。在此手印中，我們並未提高或降低任何元素，而是將手掌合在一起，讓元素流向相反的方向。當火元素的流動與其他元素的方向相反，將啟動特定經絡，使身心達到和諧狀態。該手印對咽喉、聲帶及甲狀腺具有好的影響；也可促使女性體內荷爾蒙達到平衡，通過經血從子宮及卵巢排出所有毒素廢物，使子宮準備懷孕。

動作：雙手合掌，十指交叉相扣，拇指平行置於食指上，略施壓。

益處：

- 減輕痔瘡問題。
- 調節月經不順（女性月經不順可每天練習精細海螺手印十至十五分鐘，早晚或睡前練習均可）。
- 改善說話時結巴問題。
- 清音潤喉，讓聲音甜美悅耳。
- 減輕悲傷、憤怒、憎恨、嫉妒等情緒，使情緒趨於穩定平靜。

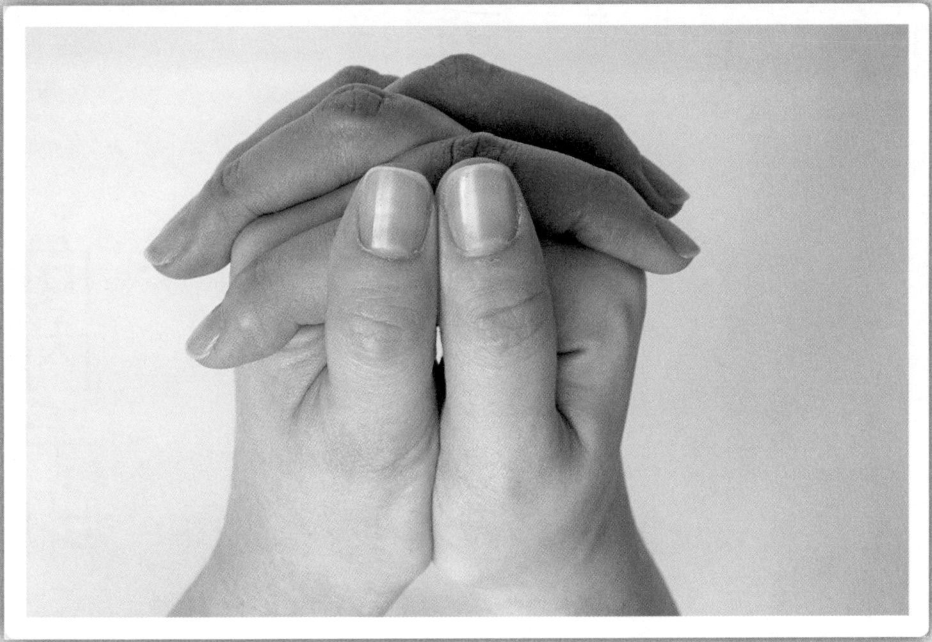

25

向內手印（Antarmukhi）

參見相關內容：第193、229頁

動作：雙手十指交叉，彼此相扣，將雙手放置在下腹前面，掌心朝向腹部。

□可單手做☑要雙手同時做

注意：練習時間長短可視個人需要決定，沒有時間限制。當個人需要聆聽重要內容（例如開會、聽講座、面試等等），該手印有助於凝神聆聽。

原理：Antarmukhi的意思即是「轉向內在的人」。透過這個手印，我們將風、火、地、水、空五元素重新注入身體，能量流經掌心，通過第二脈輪臍輪（位置接近肚臍）進入身體。元素及能量流經臍輪，賦予我們聆聽技巧，直覺思維，減輕恐懼。

益處：

- 經常練習能化解恐懼。
- 經常練習可紓解壓力。
- 提升自己的同理心、傾聽能力。
- 提升創造力。
- 開拓直覺力。
- 帶來內在平靜。
- 增強清晰、客觀的思維能力。
- 靜坐冥想時做此手印，將可強化靜心效果。

化解恐懼情緒，使頭腦清明

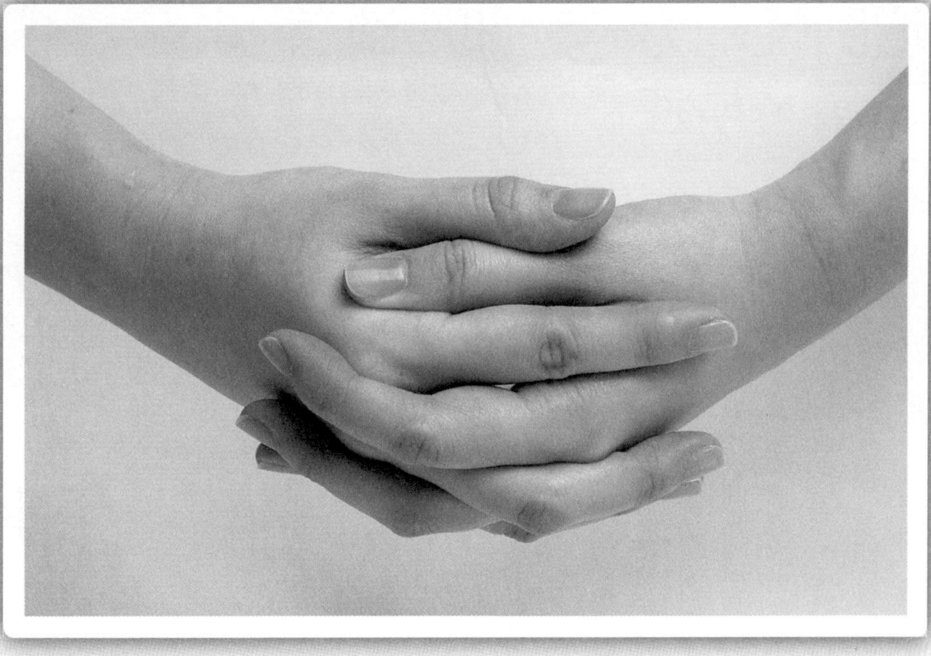

26 男性手印（Linga）

增強性能力、勃起，改善陽痿、早洩

參見相關內容：第201頁

動作：雙手合掌，十指交叉，彼此相扣；將一隻手的拇指豎立，以另一隻手的拇指及食指環繞該拇指。

益處：

- 緩解胸悶。
- 暖和身體、增強熱能，驅除寒冷的感覺。
- 改善陽痿及早洩。
- 提升男性性能力。
- 緩解咳嗽、感冒等症狀。
- 增強消化功能。
- 溶解體內多餘脂肪。
- 有助於減輕氣喘症狀。
- 使支氣管炎獲得改善。

□可單手做☑要雙手同時做

注意：專為男性設計的手印，每次練習僅需十五分鐘（或更短）。由於該手印產生熱量，個人可能需要補充飲品，比如水、果汁、牛奶、優酪乳等等。

原理：男性手印能啟動體內火元素（拇指），因而提高身體熱能。其餘所有手指交叉，代表所有四個元素（除火元素以外）共同支援提升火元素；同時，所有元素通過手指使火元素上升至所需（或期望）的水準。男性手印通過提升火元素至期望水準，將增加男性性器官血液供給，增強生殖能力。

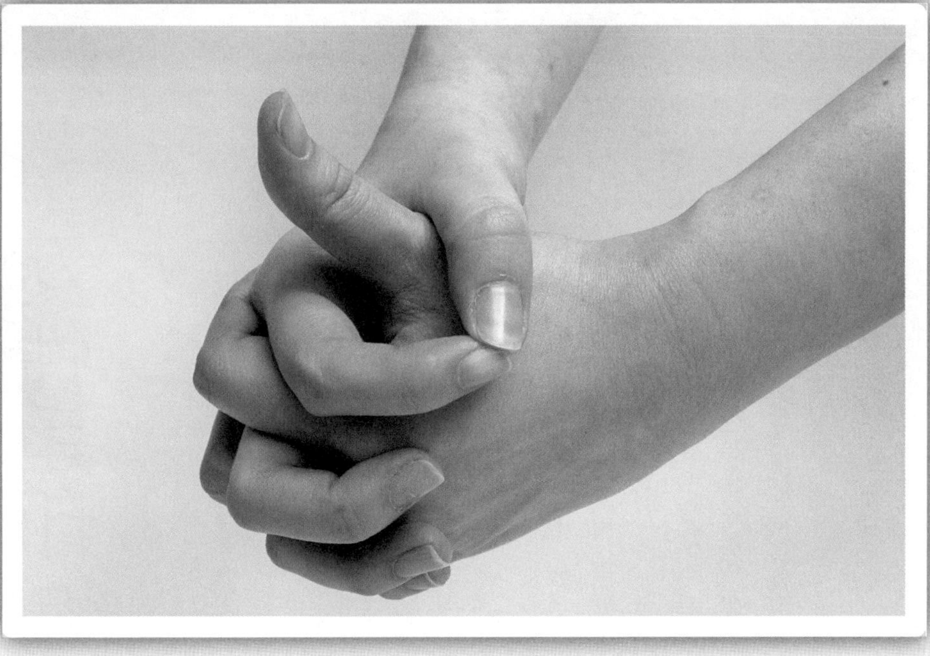

27 女性手印（Yoni）

參見相關內容：第207頁

緩解月經疼痛，調節經血過多，改善女性不孕症

□可單手做☑要雙手同時做

注意：專為女性設計，持該手印時放置在腹部前方位置，每天練習該手印十五至二十分鐘，每天二至三次，睡覺前盤腿練習將獲得預期效果。

原理：在中國哲學體系中，將男女兩性視為陽與陰，在印度哲學體系中，稱兩性為希瓦與夏可蒂，也稱普茹夏與普茹克瑞提。夏可蒂意即力量，而普茹克瑞提意即自然如斯。此手印又稱為「女性之印」或「源頭之手勢」，代表陰道肌肉的收縮，經常練習該手印將為子宮及卵巢重新注入活力，不僅能提高生育能力，也會增添女性魅力。

動作：雙掌相對，拇指朝上，其餘手指朝下；拇指內側接觸，其餘手指第一節手指彼此接觸；拇指往上伸展，其餘手指往下伸展，形成杏仁形狀。

益處：

- 減輕女性月經失調、經痛（十三歲以上女性痛經時，練習女性手印五至十分鐘將緩解疼痛，調節經血過多）。
- 調節女性荷爾蒙失衡。
- 減輕乳房疼痛問題。
- 增強陰道濕潤度，提高性慾。
- 增強自我接納能力。
- 改善女性不孕症。

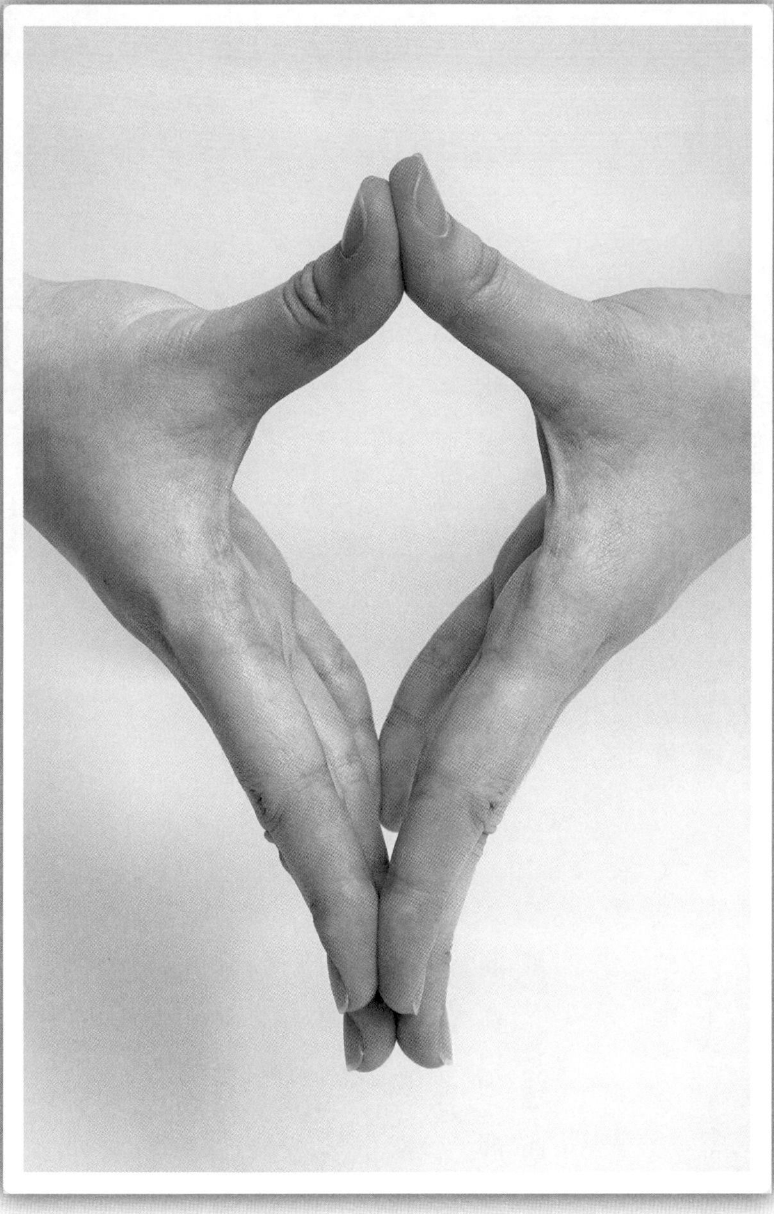

28 金星手印（Shukra）

增加精子數量，改善男性不孕症

☐可單手做☑要雙手同時做

注意：金星手印僅限男性練習，每天練習一次十五至三十分鐘，或每天二至三次，每次十至十五分鐘。金星手印對精子稀少而面臨不孕症的男性特別有效，此手印可與其他不孕症治療一同進行，將提高整體治療功效。

原理：在金星手印中，將食指放置在與男性陰囊神經相連接的拇指根部（大魚際）位置，以風元素來啟動它；通過火元素局部施壓，也影響空元素及地元素，引導增加精子分泌。在精子分泌中，風元素象徵精子的粘液物質，火元素象徵精子的快速活力，地元素象徵精子的大小及形狀，空元素象徵控制以上所有元素。

動作：將食指（風元素）指尖放置在拇指（火元素）根部，用拇指按住食指背面，拇指尖接觸第二節中指（空元素）、無名指（地元素）中間。

益處：
- 增加精子數量。
- 改善男性不孕症，有助於男性不孕症的輔助治療。
- 平衡男性荷爾蒙失調。

參見相關內容：第203頁

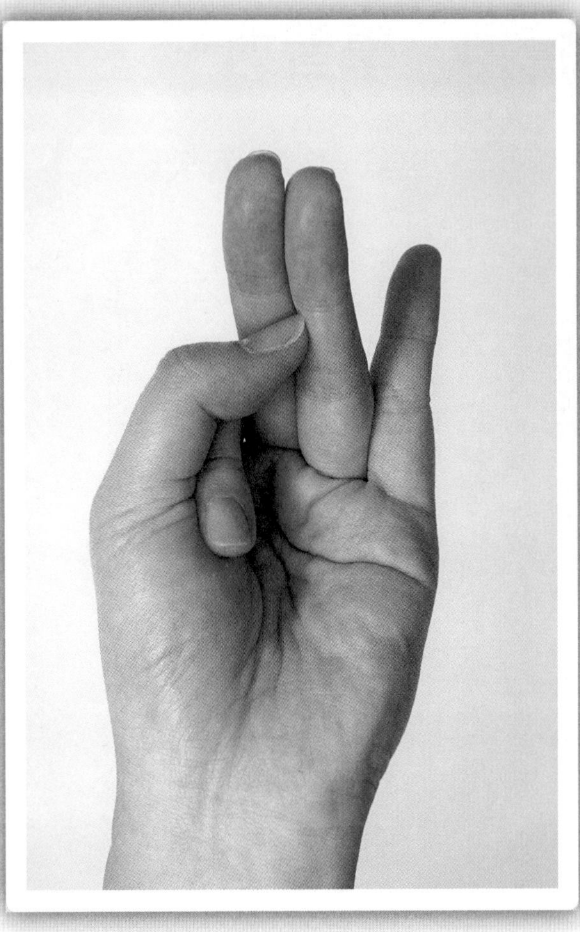

步驟2

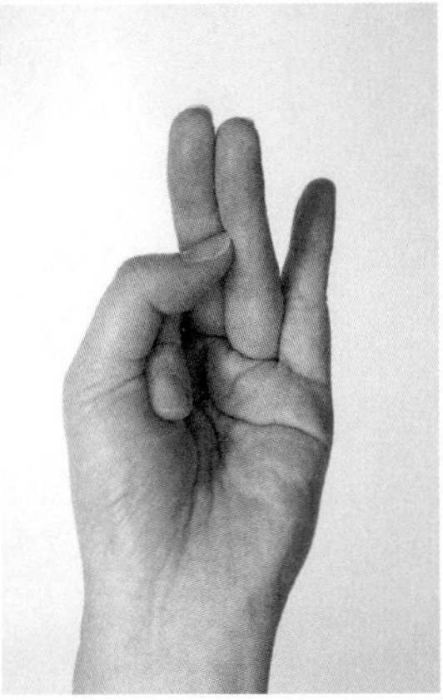

步驟1

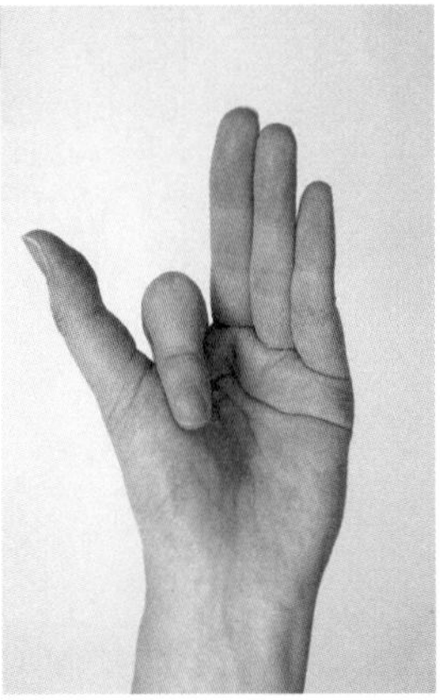

29

睿智手印（Hakini）

參見相關內容：第214頁

動作：雙手手指張開，十指指尖彼此接觸，手掌不要合攏。

益處：
- 改善記憶力（尤其是學生及老年人）。
- 提高專注力。
- 促進思維能力。
- 平衡左、右腦功能。
- 改善自閉傾向。
- 有助於清除心理困惑。

☐可單手做☑要雙手同時做

注意：每天練習三十至四十五分鐘，練習時需兩手指尖接觸，坐著、站著、躺著時均可練習。

原理：Hakini是印度睿智女神的名字，掌管第六脈輪眉心輪。在睿智手印中，透過手指接觸，增強體內五元素；但手掌不合攏，允許源自掌心的能量在此循環並重新進入身體，增強大腦能量。練習此手印時，也是在促進左右大腦的平衡，因為每個手掌分別代表一側大腦。在印度，睿智手印通常被推薦用於記憶力訓練及管理課程。

增強記憶力、學習力、專注力

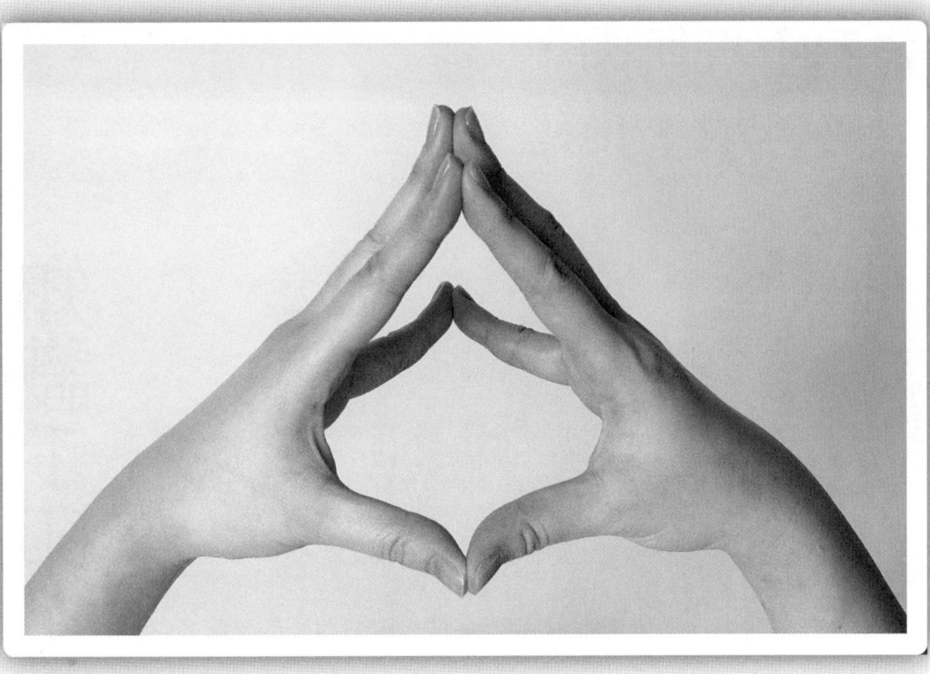

30 知識手印（Gyaan）

強健全身肌肉，改善懶散、拖延

☑可單手做□要雙手同時做

注意：知識手印練習的時間長短不限，沒有時間、地點、姿勢的限制。可在搭乘捷運、公車、計程車時練習該手印，充分利用空餘時間。閒暇時可雙手練習，工作時可單手練習。

原理：這個手印中，通過拇指（火元素）及食指（風元素）的接觸，我們將火元素及風元素結合。有趣的是，體內新陳代謝是火元素的結果，呼吸的風則是火元素的點火器。通過此手印，將使新陳代謝的速度維持平穩，全身肌肉也因此獲得更多能量。知識手印不僅影響肌肉，而且積極影響全身完整循環及營養分配。在瑜伽的修習中，認為以蓮花坐（一種盤腿坐姿）坐立時練習知識手印非常重要。

動作：張開手掌，手指彼此排列成一行，然後將拇指指尖與食指指尖接觸。

益處：

- 知識手印是學生的福音，可增強個人的學習力、記憶力。
- 經常練習可改善負面思考傾向，比如對任何事情的不安全感、憤怒、容易拖延等。
- 幫助有效集中注意力。
- 有助於大腦發展，改善智力。

參見相關內容：第218、227頁

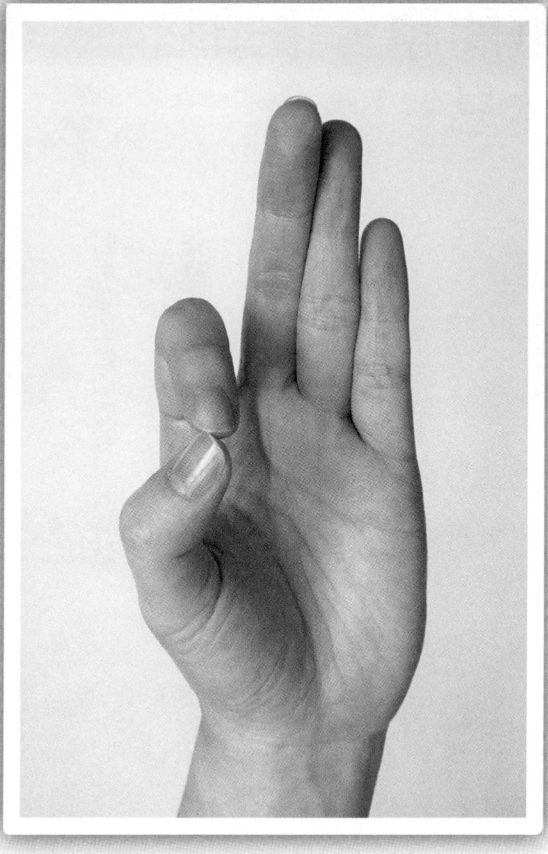

- 啟動大腦腦下垂體的工作，創造全身相對正常的荷爾蒙平衡。
- 有效迅速控制憤怒的突然發作。
- 對於過動症的孩子、無法靜下來的孩子有幫助。

31 睡眠手印（Nidra）

參見相關內容：第132頁

解決失眠問題，讓頭腦放鬆、休息

☑可單手做☐要雙手同時做

注意：睡眠手印僅在睡覺前練習，建議最好躺著做，直至入睡。

原理：清醒的人總是有意識地思考，運用所有感官與周圍世界溝通，這整個活動主要與火元素及空元素有關。在睡眠手印中，我們將拇指（火元素）與食指（風元素）交叉，使火及空兩個元素接近而不重合，使這些元素略為降低，因此大腦的思想負擔略為降低，睡眠得以實現。

動作：拇指豎立，食指彎曲，拇指及食指第一節手指交叉接觸，其餘三個手指放鬆伸直。

益處：

- 解決失眠問題。
- 紓解壓力。
- 讓頭腦放鬆、休息。

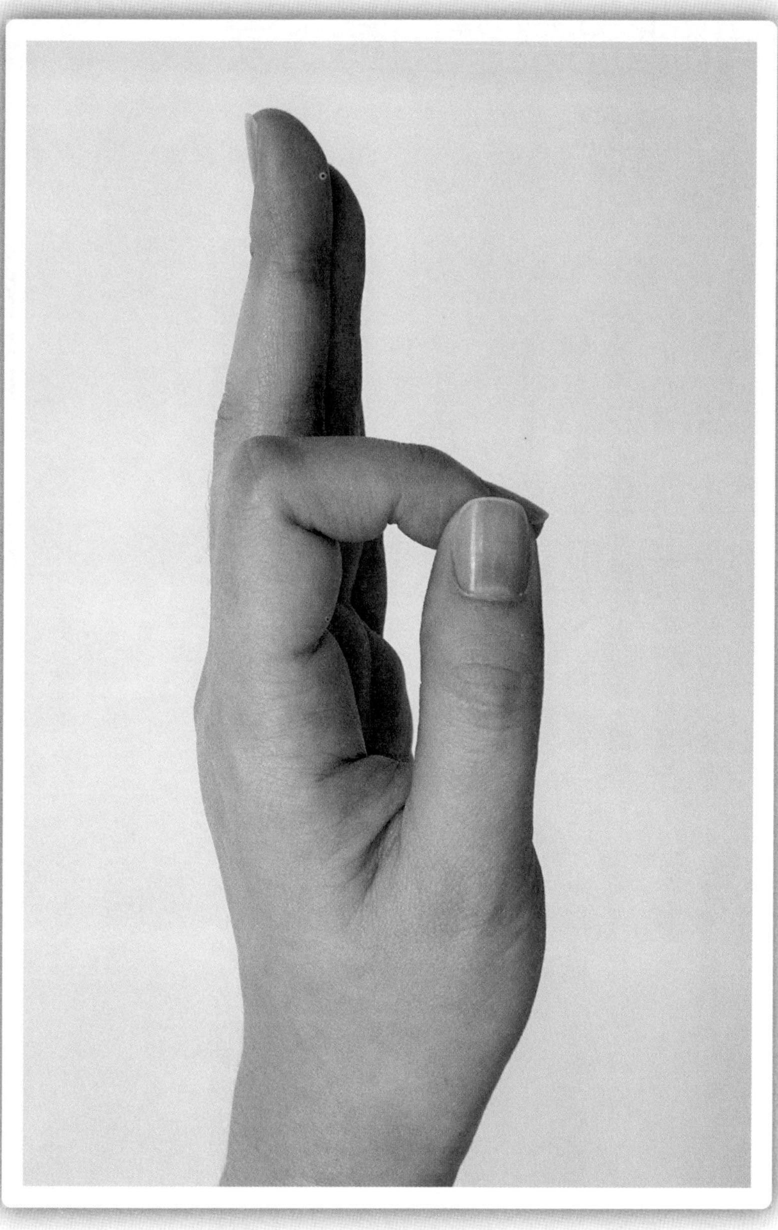

32

溶脂手印（Medant I）

減少體脂肪及膽固醇，美化肌肉線條

參見相關內容：第135頁

□可單手做☑要雙手同時做

注意：每天至少練習三十分鐘，可在散步、坐著、談話等任何時候練習，也可在捷運、計程車或任何場所練習。餐前或餐後練習均可。

原理：溶脂手印涉及地、火、水三個元素，無名指（地元素）接觸點對應喉輪能量點，它能調節身體的脂肪量，拇指（火元素）產生熱量以溶解並燃燒脂肪，小指（水元素）接觸拇指以控制火，因此身體必須的脂肪不至於被燃燒。此外，脂肪燃燒過程中所產生的有毒物質要通過尿液排出，因此，個人在練習該手印十至十五分鐘後可能會感到尿意。

動作：將無名指放置在掌心偏下，以拇指依託；拇指與小指指尖接觸，其餘手指放鬆伸直。雙手同時做此手印。

益處：

- 減少體內脂肪及膽固醇。
- 有利於形成瘦肉肌，使身體輪廓美麗、苗條。
- 有助於啟動喉輪，利於整體健康。
- 特別有利於患有甲狀腺問題的人。

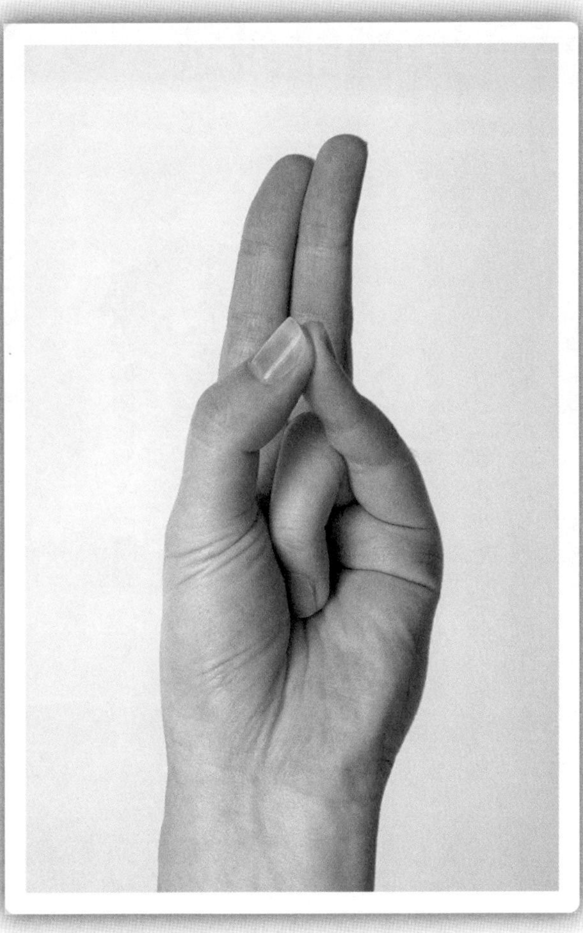

步驟1

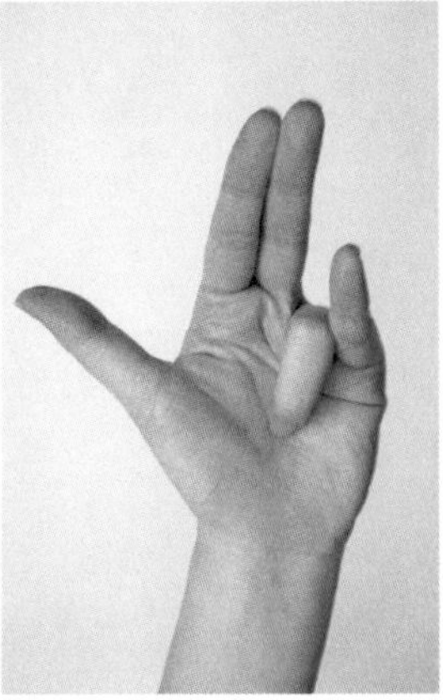

步驟2

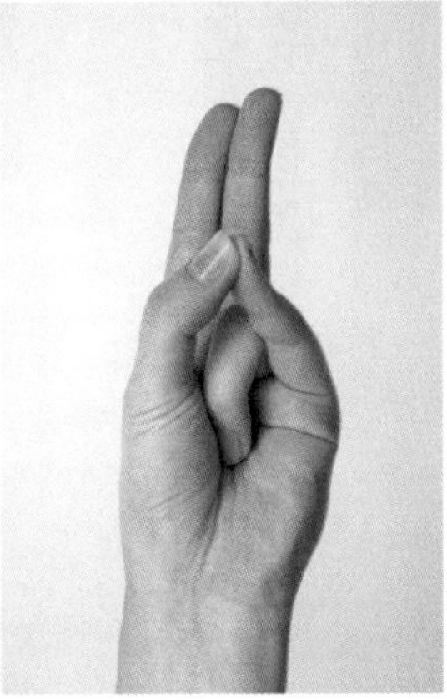

33

減肥手印（Medant II）

參見相關內容：第121頁

減輕體重，減輕飢餓感，消除水腫

□可單手做☑要雙手同時做

動作：將無名指及小指彎曲置於掌心，以拇指壓住這兩個手指；其餘手指放鬆伸直。雙手同時做此手印。

注意：每天應該練習三十分鐘。可以在散步、坐著、談話等時候練習，也可在捷運、公車等任何地方練習。餐前或餐後練習均可。

益處：

- 從身體排出多餘水分及脂肪。
- 減輕飢餓感。
- 讓大腦維持清醒，減少嗜睡。

原理：減肥手印是水手印（淨化血液）與太陽手印（幫助減輕甲狀腺問題及減少脂肪）的結合，將這兩種手印結合，能同時減少脂肪及水，因為它們與其他毒素一起儲存在體內；同時，我們試圖調節甲狀腺，溶解脂肪以製造能量及瘦肉肌。

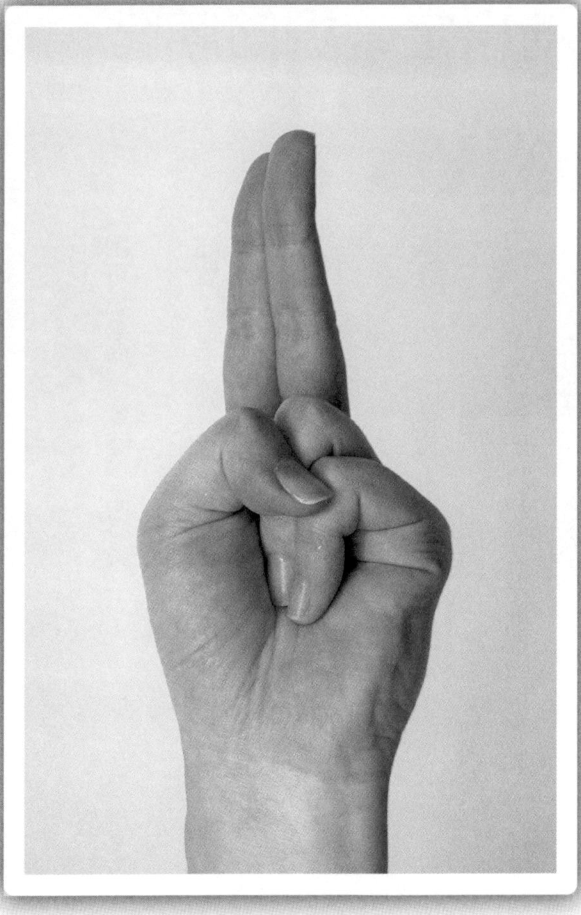

步驟2

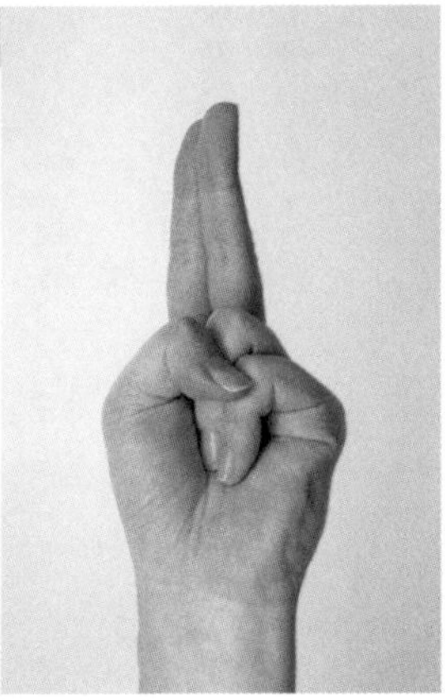

步驟1

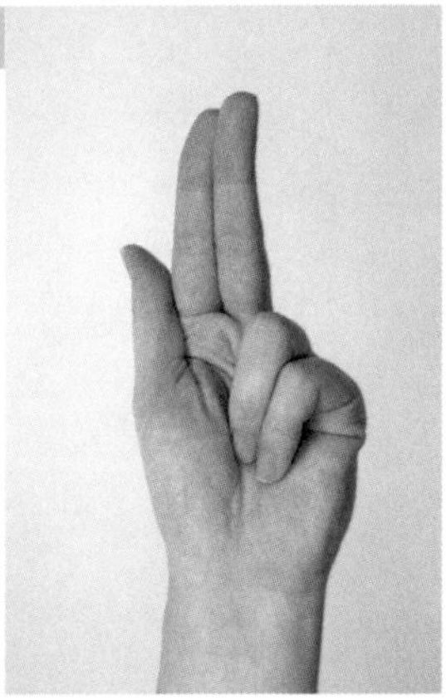

34 糖尿病手印（Madhumehant）

保持血糖穩定，調節胰臟功能

☑可單手做☐要雙手同時做

注意：每天練習三十至四十五分鐘。早晚散步時練習，或步行至辦公室、捷運、公車站時練習均可。特別建議，在散步時練習這個手印更為有效。

原理：此手印結合了天空手印、消化手印、生命力手印、水手印等四種手印，天空手印有助於緩解骨骼虛弱，消化手印有助於消化及新陳代謝，生命力手印有助於增強身體免疫力，而水手印對荷爾蒙失調有幫助，能排除血液中的雜質，保持年輕狀態（比如抗衰老）。糖尿病患者要解決糖代謝伴隨的所有問題。該手印是上述四種手印益處的結合。

動作：小指、無名指、中指與拇指指尖接觸，食指放鬆伸直。彼此接觸的指尖應該輕鬆，任何手指無須施壓或繃緊。

益處：

- 改善血糖不穩定問題，降低血糖值。
- 調節胰島素分泌及胰腺功能。
- 加強個人正在服用的糖尿病藥效果。
- 有助於保持年輕及活力。
- 保持整體免疫力。
- 改善頻尿。

參見相關內容：第156頁

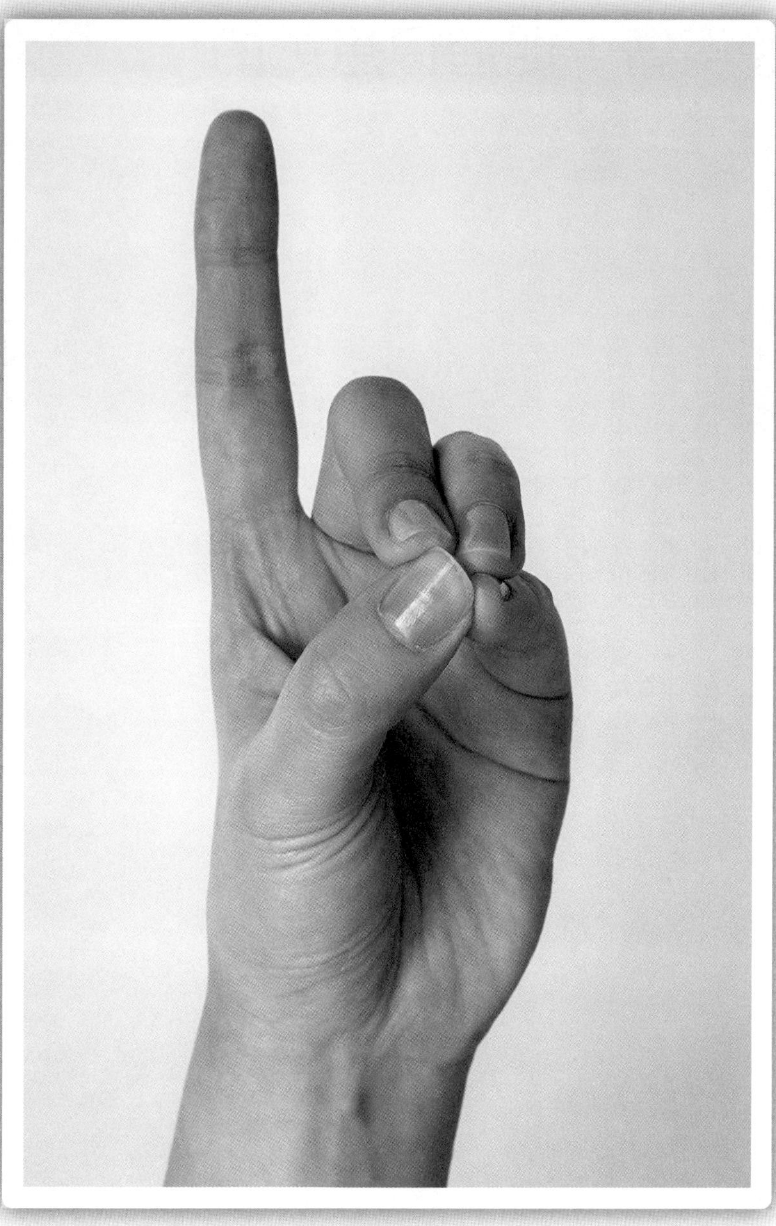

35 止痛手印（Sarvanga）

參見相關內容：第186頁

消除疼痛，促進傷患處的自癒

☑可單手做□要雙手同時做

注意：任何時間，不論身體任何部位出現疼痛，即可練習該手印，用捏在一起的手指指尖接觸身體痛處，直至疼痛平息為止。

原理：有時候，身體出現疼痛，是為了提醒你不要使用正在自我修復的那部分。身體發生疼痛的部位，其實是正在修復的部位。導致疼痛的不是損傷，而是修復過程中，受損細胞或組織對損傷進行的補救行動導致疼痛。透過練習止痛手印，通過五指的相互接觸將所有五元素結合，將它們流出的能量供給受損部位，協助身體盡快自癒。

動作：將五個手指指尖（火、風、空、地、水五元素）捏在一起，指尖彼此接觸，四個手指指尖均與拇指指尖接觸。

益處：

- 協助治療受損部位，盡快減輕或消除疼痛。

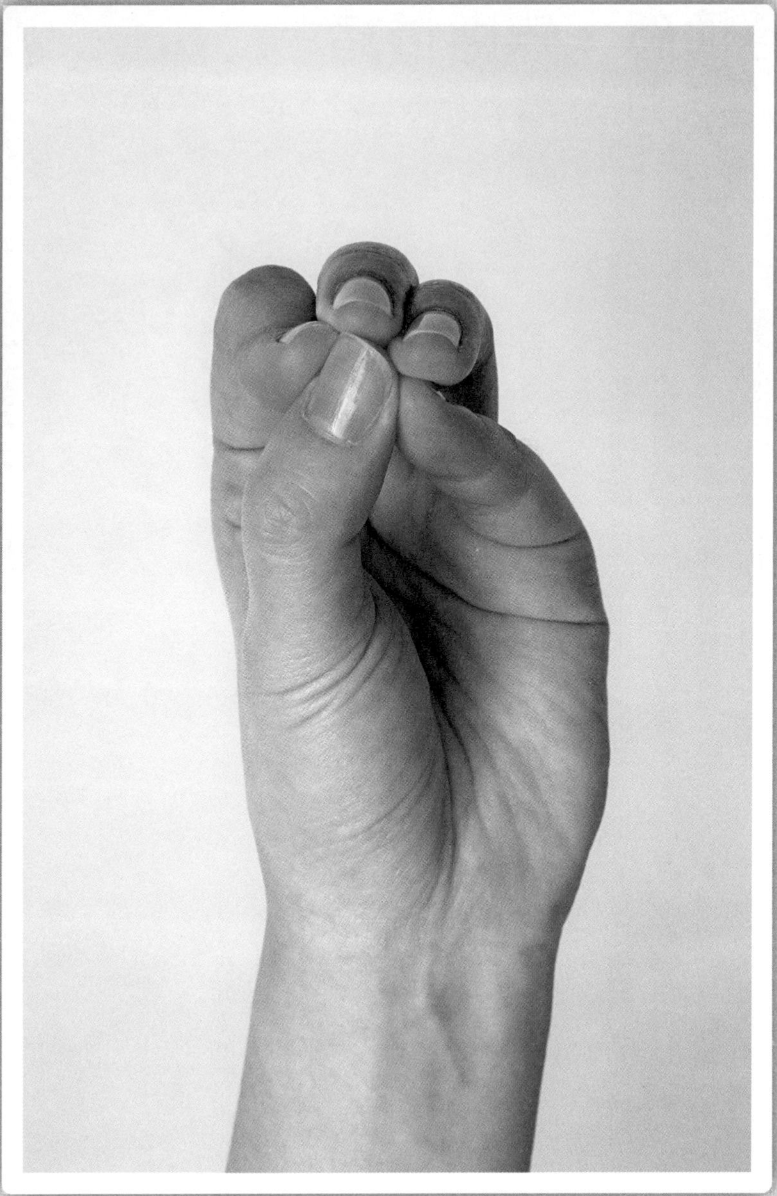

36 止怒手印（Krodhant）

參見相關內容：第189頁

減輕憤怒、焦慮情緒，紓解壓力

☑可單手做☐要雙手同時做

注意：每當對某事感到憤怒或焦慮時即可練習，也可每天練習二十至三十分鐘，以預防日常生活中憤怒和焦慮，並減輕其強度。練習時間長短視情況決定。練習時，拇指應該完全被其他手指覆蓋。

原理：憤怒和焦慮之所以表現出來，是因為火元素過剩的結果。當憤怒時，我們能感到火在體內就像燃燒的能量。拇指代表火元素的流出或展現，在該手印中，通過將拇指指尖放置於掌心，以其餘四指覆蓋拇指，即設法降低該火元素的特定影響，將有助於降低憤怒和焦慮。這也就是為什麼每當我們感到憤怒或焦慮時，就會無意識地握緊拳頭。

動作：張開手掌，將拇指彎曲放入掌心，其餘四指蓋住拇指，握成一個拳頭。

益處：

- 降低憤怒和恐懼情緒。
- 減輕焦慮情緒。
- 緩解皮膚問題，比如皮膚燒傷、皮膚變黑、皮膚紅斑（這些問題通常是憤怒和體內火元素增加的結果）。

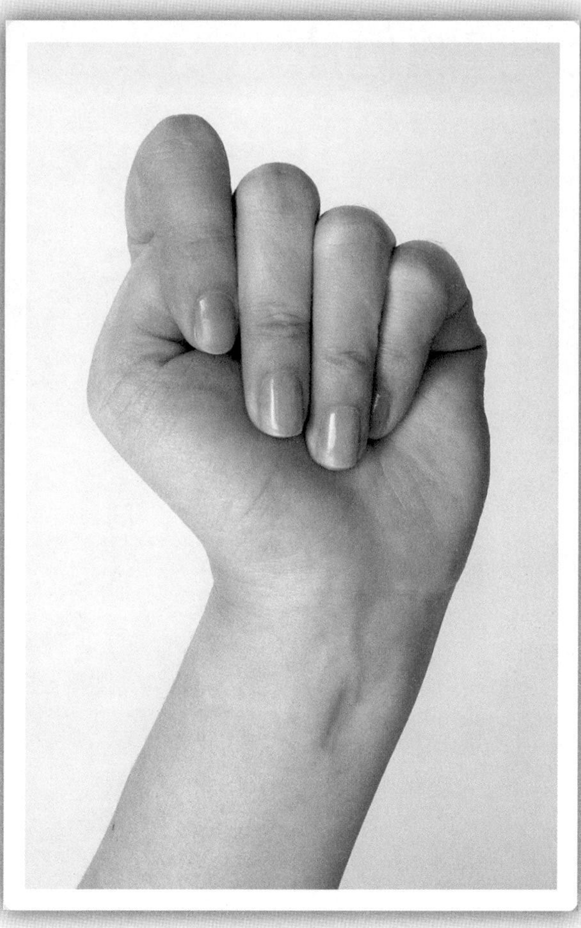

步驟1

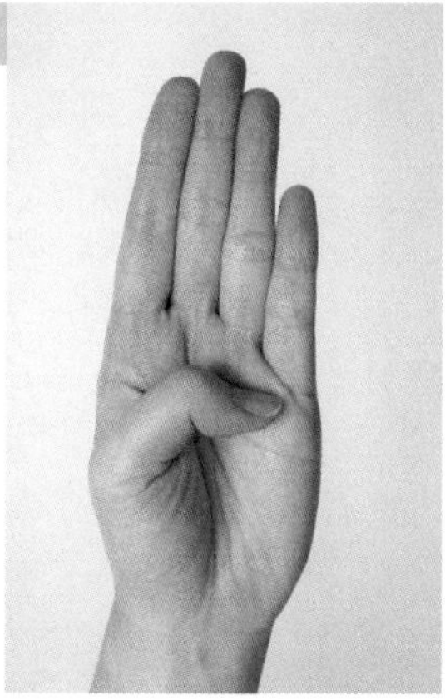

步驟2

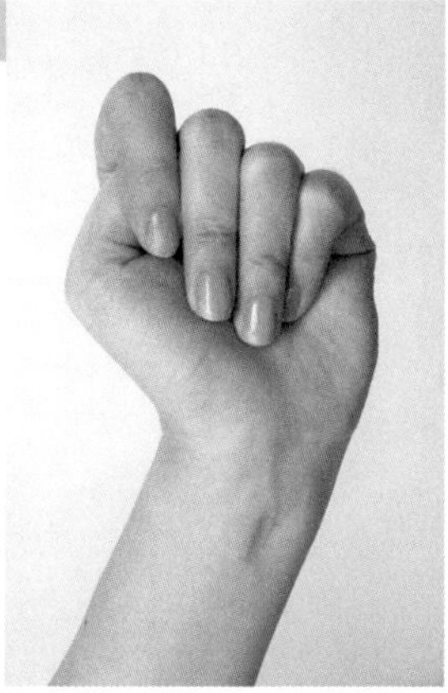

提升個人整體健康

37 龜手印（Kurma）

參見相關內容：第97頁

□可單手做☑要雙手同時做

注意：一次練習不超過十分鐘，每天練習不超過三次。坐立時練習龜手印，後背應伸直，使元素及能量無任何障礙地流動。

原理：根據阿育吠陀理論，任何健康問題、疾病及身體不適，都可歸結於能量的不平衡。在龜手印中，雙手相同手指及其對應元素試圖彼此影響，一隻手的食指指尖（風元素）放置在另一隻手的食指及中指（空元素）之間的根部，試圖控制風元素及空元素的增長。拇指（火元素）平行接觸，讓火元素的流動無任何障礙。

動作：將雙手四個手指（除了拇指）略為彎曲，一隻手的手指指尖插入另一隻手的兩個手指之間的底部，八個手指交叉接觸，狀如烏龜殼；雙手拇指的第一節手指彼此接觸，拇指不與其他手指接觸，指尖朝向反方向；該手印的整個造型狀如烏龜。

益處：

- 平衡三能量（瓦塔、皮塔、卡法能量），有益於整體健康。

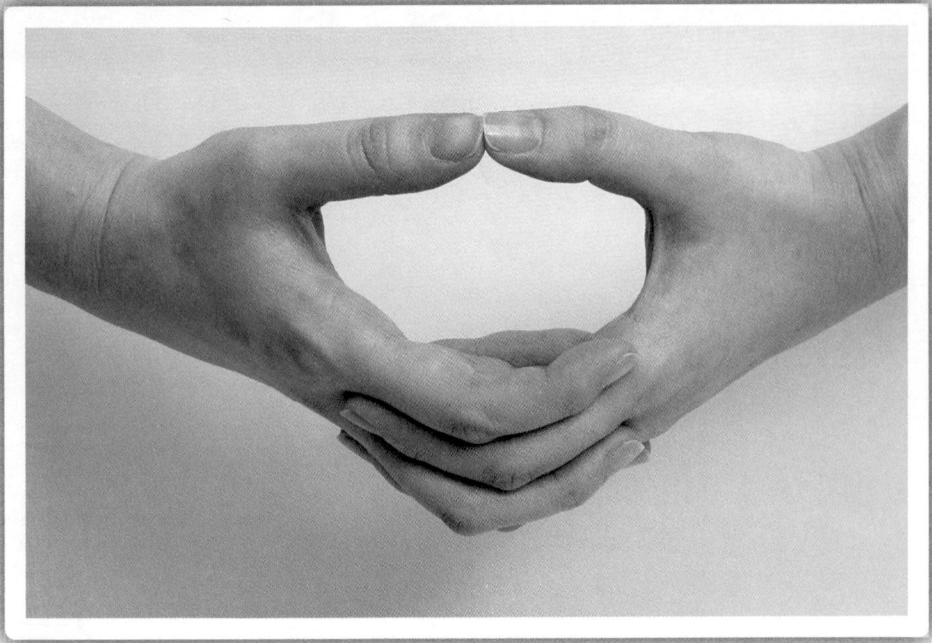

38

活力手印運動（Sfurti）

緩解肩頸緊繃，強健心肺功能

參見相關內容：第230頁

□可單手做☑要雙手同時做

注意：這不是一個手印，而是一個運動。每次練習應該超過十分鐘。不建議在餐後練習，為獲得最佳結果，空腹練習更好。站立時練習會帶來很好結果。不建議孩童練習此活力手印運動，除非有專業保健人士指導。

說明：在現代生活方式中，我們的坐姿、站姿、睡姿時常引起不適，手臂及肩膀的任何不適，將使手印練習變得更困難。為了排除不適，建議練習活力手印運動。

動作：雙手舉於胸前彼此相對，一隻手掌心朝裡，一隻手掌心朝外；彎曲雙手手指各自形成彎鉤狀，將兩個彎鉤的手指彼此緊緊相扣，然後同時往左右方向拉扯，數到十，放鬆數到五；然後再拉扯，再放鬆；重複上述運動步驟十分鐘。

益處：

- 排除手指、手臂及肩膀的痠痛、僵硬以及不適。
- 有助於處理脖子僵硬。
- 鞏固胸肌。
- 改善心肌運動。
- 提高自信。

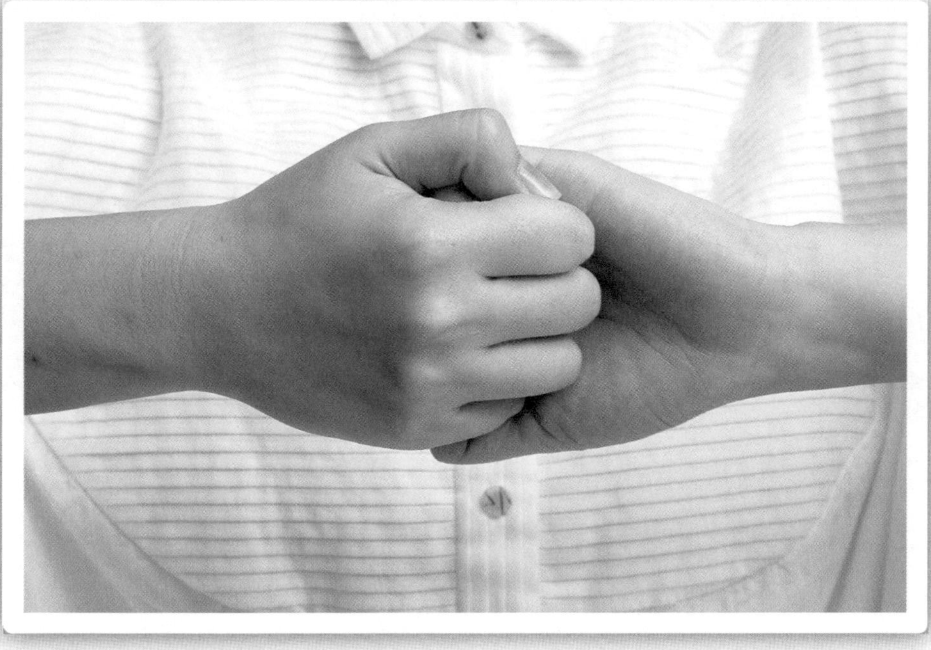

步驟1

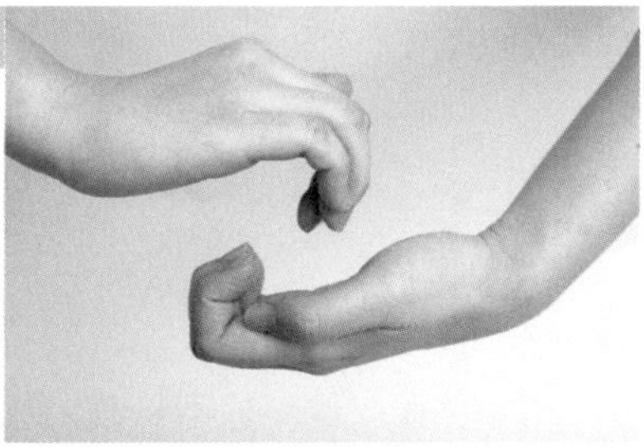

步驟2

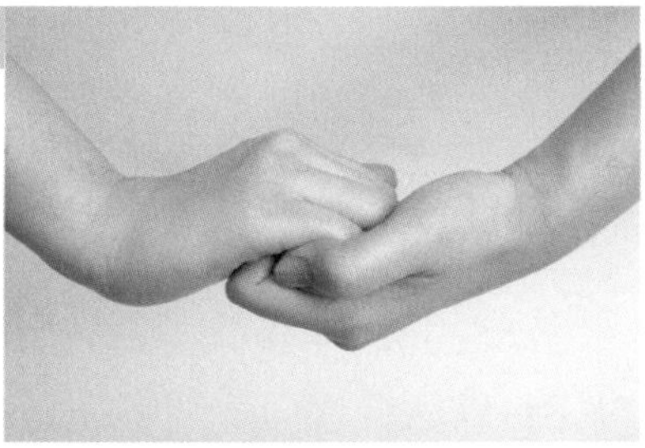

步驟3

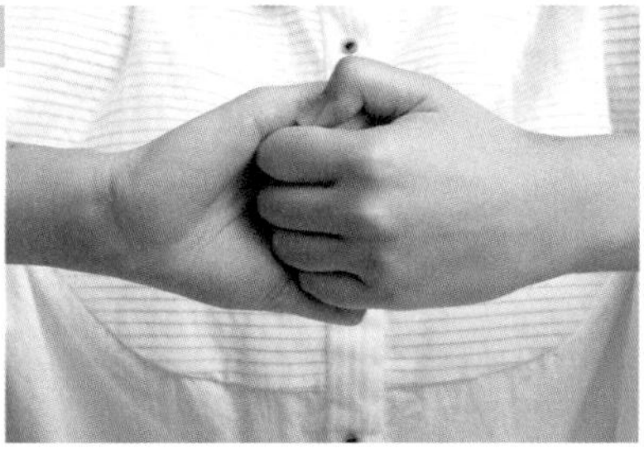

步驟4

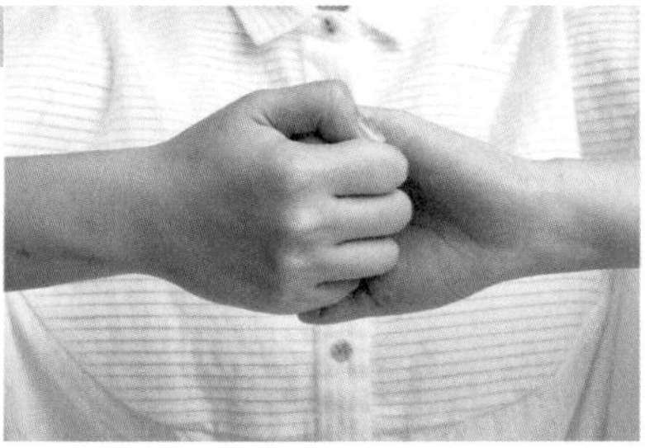

39

無限手印（Ananta）

□可單手做☑要雙手同時做

注意：無限手印只限於靜坐時使用，為一個靈性手印，持無限手印可令人振奮提升。練習的次數或地點並沒有任何限制。

原理：Ananta的含義是「無止境或是無休止的現象」。火元素（姆指）和風元素（食指）放在一起可以幫助彼此更擴大。以我們存在的角度，空元素主要顯現在我們的思維中，因為我們的思維存在於另一個次元。我們可以思考和感覺到思維，但卻無法看到或觸摸。當我們在靜坐中打無限手印時，有可能將自己提升到無限的次元，所以才稱為無限。無限手印可以讓人看到和了解，自己永恆的存在和無限的氣。

動作：首先雙手打知識手印（姆指和食指的指尖輕輕碰觸，其餘三指自然伸直）。然後把雙手姆指和食指指尖碰觸所形成的圈圈連在一起，其餘雙手三指自然上下交疊。這個手印看起來像無限的符號（如水平的8）。

益處：

- 這手印適合任何年齡層，對身體健康的益處和「知識手印」相同。

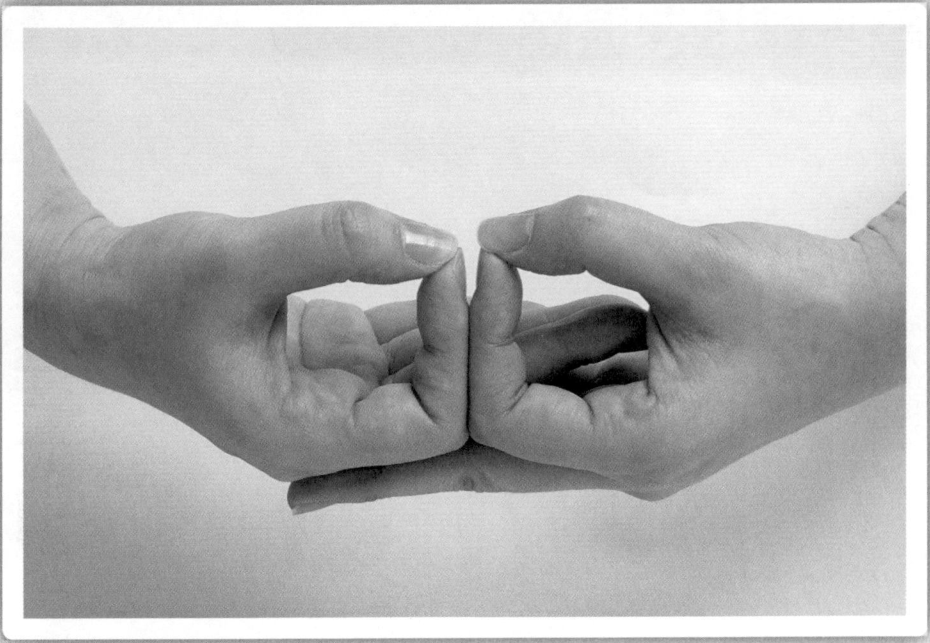

步驟1

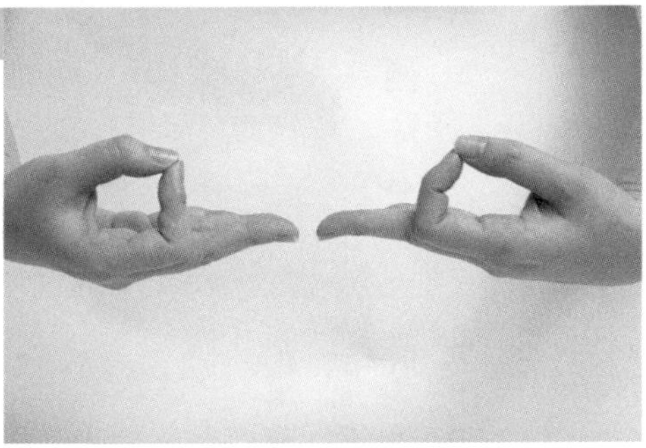

步驟2

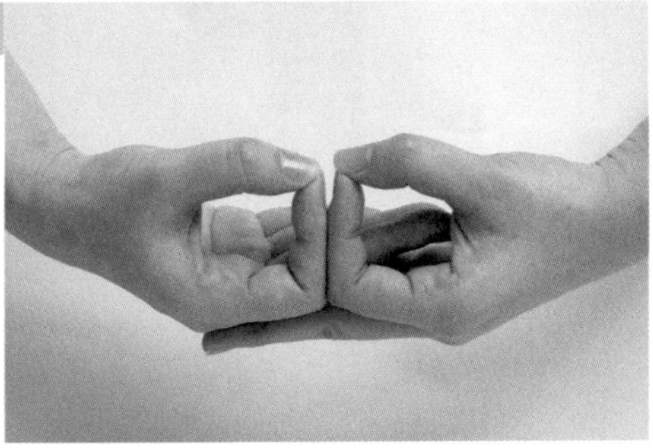

40 退燒手印（Ushmanta）

讓身體迅速退燒

□可單手做☑要雙手同時做

注意：這是唯一可透過別人來做的手印。例如用在小孩和老年人的身上，可以同時握住他們雙手的食指和中指，壓一下再放鬆，退燒的效果更好更快。它是幫助我們身體退燒有效的原始方法。

原理：Ushmanta的含義是「終止熱度」的意思。換言之，發燒是身體對於感染的解決之道。如果發燒持續三天以上時，需要諮詢醫生，但在那之前可以協助身體消除感染。發燒時，體內火元素會增加，熱度使風元素和空元素跟著擴張，此退燒手印實際上可以協助身體用風元素和空元素來擴展和分散熱度，體內的問題因此被解決，在不傷身體狀況下就退燒了。

動作：伸出一隻手的食指和中指，剩下三指自然放鬆。用另一隻手握住伸出的食指和中指，壓一下再放鬆，重複持續幾分鐘。之後，換另一隻手，重複以上步驟。

益處：

- 緩解發燒，幫助孩童或年長者加速退燒。

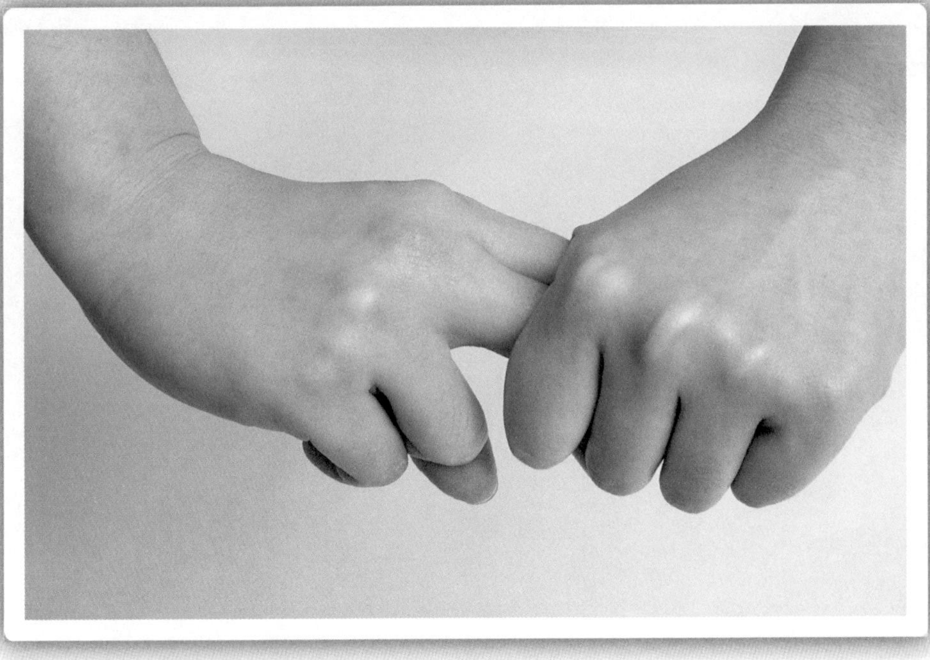

步驟1

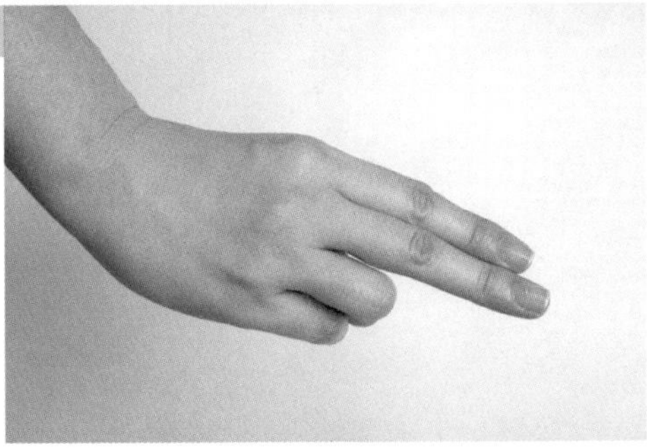

步驟2

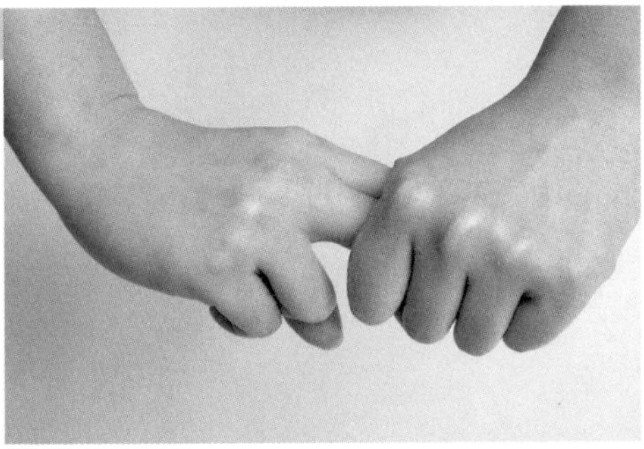

【特別提示：為什麼我們會發燒？】

發燒不是一種疾病或健康問題，它是由我們身體發出的一種反射保護機制，任何時候身體受到感染，病原體如細菌、寄生蟲、病毒等入侵身體，大腦中的體溫調解中心感應到時，就會開始升高體溫。病原體無法忍受高溫，因此可殺死病原體或削弱其活動力，人體內的白血球可以消滅它們，而病原體對身體的傷害就此停止。

✧ 對於孩童而言，飲用一杯熱巧克力是幫助退燒的好方法。
✧ 發燒時，喝一碗雞湯也有益退燒。
✧ 在溫暖的床上蓋上棉被，好好地休息直到出汗，也是幫助身體很快消除感染的好方法。

【附錄一】

五個脈輪與其相對應的手印

一、底輪

元素：地元素

手指：無名指

手印：太陽手印（參見第240頁）、地手印（參見第236頁）

對應身體部分：鼻子、肛門、骨骼、扁桃腺

二、臍輪

元素：水元素

手指：小指

手印：生命力手印（參見第264頁）、水手印（參見第238頁）

對應身體部分：生殖器官

三、腹輪

元素：火元素

手指：拇指

手印：消化手印（參見第256頁）、風動手印（參見第250頁）

對應身體部分：眼睛、胃、腎、肝、肺、心臟

四、心輪

元素：風元素

手指：食指

手印：氣手印（參見第268頁）、風手印（參見第242頁）、知識手印（參見第292頁）

對應身體部分：皮膚、胸部、心臟、肌肉、血管

五、喉輪

元素：空元素

手指：中指

手印：天空手印（參見第244頁）、零手印（參見第260頁）

對應身體部分：耳朵、頭部、咽喉、喉嚨（聲帶）

【附錄二】

健康問題與對應手印一覽表

我們已經讀到單個手印及其健康益處，很多健康問題需要練習多個手印。該圖表談到的很多健康問題，可能在以上章節的手印益處介紹中未提及，在此我們試圖了解單個及組合手印的健康益處。

＋意謂著為解決特定問題，需要多個手印組合練習。

／意謂著為解決特定問題，可選擇任一手印練習。

皮膚系統類：

健康問題	手印
粉刺	地手印＋水手印（各十五分鐘）
癬	水手印＋生命力手印

皮膚、嘴唇、舌頭皸裂	地手印＋水手印
發癢	水手印
皮膚問題	水手印＋生命力手印

骨骼關節系統類：

健康問題	手印
關節炎	風手印＋生命力手印
頸椎炎	風手印＋止痛手印／活力手印運動
脊椎問題	專注手印＋風手印＋氣手印

肌肉系統類：

健康問題	手印
痙攣	水手印＋生命力手印
肌肉痙攣	風手印＋水手印＋生命力手印（按次序各十五分鐘）
需增長肌肉	地手印＋生命力手印＋知識手印（按次序各十五分鐘）

腦神經系統類：

健康問題	手印
預防老年失智症	知識手印＋生命力手印／氣流手印／睿智手印
精神不濟	開始手印／早晨手印
腦性麻痹	風手印＋生命力手印
抽筋	風手印＋生命力手印
注意力渙散	知識手印／睿智手印
頭暈	零手印
失眠、睡眠障礙	睡眠手印
容易分心	知識手印
記憶力衰退	睿智手印＋生命力手印
帕金森氏症	風手印（三十分鐘）＋生命力手印（十五分鐘）＋知識手印（十五分鐘）

循環系統類：

健康問題	手印
貧血	地手印＋水手印
血液循環不良	生命力手印／氣手印

健康問題	手印
淨化血液雜質	水手印／地手印
高血壓或低血壓	氣手印＋生命力手印／風動手印
心律不整	風動手印
心臟問題	風動手印（三十分鐘）＋天空手印（二十分鐘）＋生命力手印（十分鐘）

淋巴、免疫系統類：

健康問題	手印
過敏	水手印＋海螺手印
免疫力失調	生命力手印
牛皮癬	水手印（五十分鐘）＋消化手印（十五分鐘）＋生命力手印（十五分鐘）
扁桃腺炎	海螺手印

呼吸系統類：

健康問題	手印
哮喘	男性手印＋生命力手印
支氣管炎	男性手印＋太陽手印
鼻塞	地手印

胸悶	風動手印／男性手印
感冒	太陽手印＋男性手印
止咳化痰	男性手印＋太陽手印
乾咳	水手印
鼻竇問題	男性手印＋許願手印
打噴嚏	開始手印

消化系統類：

健康問題	手印
胃酸過多	消化手印／地手印
食慾不振	太陽手印／海螺手印
下腹痛	消化手印
便祕	清潔手印／消化手印＋風動手印（按次序各十五分鐘）
腹瀉	消水手印＋消化手印
消化問題	海螺手印／消化手印
十二指腸潰瘍	放下手印＋消化手印
腸胃炎	水手印／消化手印

打嗝	風動手印
饑餓感	生命力手印
黃疸	地手印＋生命力手印
肝臟問題	母親手印／太陽手印／海螺手印
痔瘡	精細海螺手印
嘔吐	消化手印／風動手印

泌尿系統類：

健康問題	手印
尿床、尿失禁	消水手印
腎臟問題	母親手印＋生命力手印（各十五分鐘）
排尿過多、頻尿	消水手印

生殖系統類：

健康問題	手印
無痛分娩	消化手印（妊娠期間每天十分鐘）
孕育健康胎兒（母親）	知識手印＋地手印＋生命力手印（每天各十分鐘）

月經不順	女性手印
男性性能力不佳	金星手印＋男性手印
女性性能力不佳	女性手印

內分泌系統類：

健康問題	手印
糖尿病	糖尿病手印／消化手印＋生命力手印
甲狀腺問題	海螺手印＋氣流手印

疼痛類：

健康問題	手印
背痛	風手印＋生命力手印／專注手印
身體疼痛	風手印＋生命力手印
骨頭痛	天空手印＋生命力手印＋地手印（各十五分鐘）
尿道灼痛	水手印／地手印
胸痛、胸悶	風動手印／天空手印
耳痛	零手印

頭痛問題	天空手印＋生命力手印
膝蓋疼痛	太陽手印＋水手印＋生命力手印（各十五分鐘）
偏頭痛	天空手印＋生命力手印（每天各十五分鐘）
頸部疼痛	風手印＋合十手印＋生命力手印
各種疼痛	止痛手印
坐骨神經痛	風手印＋生命力手印

心理類：

健康問題	手印
容易焦慮	知識手印＋生命力手印／專注手印
緊張不安	止怒手印／氣流手印
憤怒情緒	止怒手印
成癮傾向	戒癮手印
憂鬱	許願手印＋生命力手印
自我膨脹	合十手印／知識手印
情緒失調	向內手印＋知識手印

嫉妒	知識手印／專注手印
恐懼	向內手印／知識手印＋生命力手印
不安全感、不自在	知識手印
容易焦躁	知識手印＋氣流手印
精神方面問題	知識手印＋生命力手印

生命能量類：

健康問題	手印
平衡三能量（瓦塔、皮塔、卡法）	龜手印
強化創造力	向內手印／許願手印／氣流手印
能量低落	太陽手印＋生命力手印
強化直覺力	天空手印＋知識手印／向內手印
靜心冥想時適用	知識手印／專注手印／天空手印
虛寒體質	生命力手印
身體虛弱	地手印／生命力手印

其他：

健康問題	手印
發燒	退燒手印
脫水	水手印
體重過重、體脂肪過多	溶脂手印／減肥手印
白內障	太陽手印＋生命力手印
眼睛問題	生命力手印
脆甲症	地手印／水手印
全身發冷、寒顫	太陽手印
打呵欠	開始手印
嘴巴、喉嚨乾	水手印
象皮症	消水手印＋生命力手印
肩膀、手臂痠痛	活力手印練習
疲憊、筋疲力盡	生命力手印＋地手印
慢性疲勞	生命力手印／母親手印
疲勞	生命力手印／太陽手印
腹部腫脹	消水手印

結巴、口吃	海螺手印＋精細海螺手印
下巴僵硬	天空手印
局部腫脹	消水手印
牙齒問題	天空手印
口乾舌燥	水手印／生命力手印／糖尿病手印
體重過輕	增重手印

BH0027

圖解手印療法

平衡體內五元素，你的手指就是自己最強的健康調節器

Mudras For Your Health: The Ancient Indian Art of Self Healing

作　　者　迪帕克・杜德曼德醫師（Dr. Deepak Dudhmande）
審　　譯　王慧芳
責任編輯　田哲榮
協力編輯　朗慧
封面設計　黃聖文
內頁排版　李秀菊
攝　　影　吳金石
手印示範　諸葛望
校　　對　蔡昊恩

發 行 人　蘇拾平
總 編 輯　蘇拾平
副總編輯　于芝峰
主　　編　田哲榮
業　　務　郭其彬、王綬晨、邱紹溢
行　　銷　夏瑩芳、張瓊瑜、李明瑾、蔡瑋玲
出　　版　橡實文化 ACORN Publishing
地址：臺北市10544松山區復興北路333號11樓之4
電話：02-2718-2001 傳真：02-2718-1258
網址：www.acornbooks.com.tw
E-mail：acorn@andbooks.com.tw
發　　行　大雁出版基地
地址：臺北市10544松山區復興北路333號11樓之4
電話：02-2718-2001 傳真：02-2718-1258
讀者傳真服務：02-2718-1258
讀者服務信箱：andbooks@andbooks.com.tw
劃撥帳號：19983379 戶名：大雁文化事業股份有限公司

印　　刷　中原造像股份有限公司
初版一刷　2016年2月
初版二刷　2016年2月
定　　價　380元
ISBN 978-986-5623-44-9

國家圖書館出版品預行編目資料

圖解手印療法：平衡體內五元素，你的手指就是自己最強的健康調節器／迪帕克・杜德曼德醫師（Dr. Deepak Dudhmande）著；王慧芳審譯 -- 初版. -- 臺北市：橡實文化出版：大雁文化發行, 2016.02
面；　公分
譯自：Mudras For Your Health: The Ancient Indian Art of Self Healing
ISBN 978-986-5623-44-9（平裝）
1. 徒手治療
418.931　　104028603